Accidentés
Médecins
Assureurs

PAR

Le Docteur Ch. PERIER

MEMBRE DE L'ACADÉMIE DE MÉDECINE
CHEF DU SERVICE MÉDICAL
DE LA COMPAGNIE DU CHEMIN DE FER DU NORD
CHIRURGIEN HONORAIRE DES HOPITAUX

PARIS
LIBRAIRIE ASSELIN ET HOUZEAU
PLACE DE L'ÉCOLE-DE-MÉDECINE

1912

8° Te21 20

Accidentés, Médecins, Assureurs

BIBLIOTHÈQUE NATIONALE
R.F.
IMPRIMÉS

8° Te 21. 20

Accidentés
Médecins
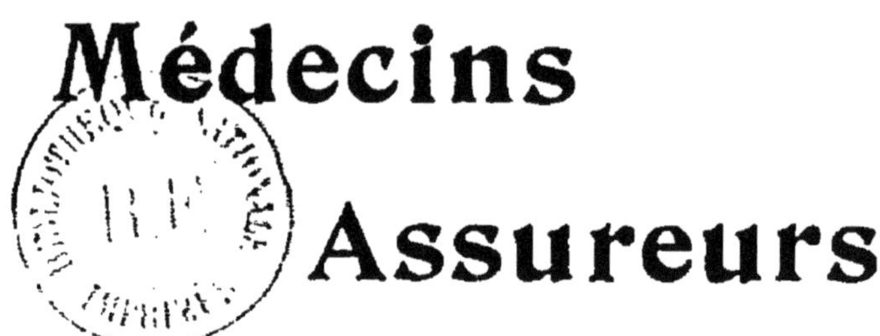

Assureurs

PAR

Le Docteur Ch. PERIER

MEMBRE DE L'ACADÉMIE DE MÉDECINE
CHEF DU SERVICE MÉDICAL
DE LA COMPAGNIE DU CHEMIN DE FER DU NORD
CHIRURGIEN HONORAIRE DES HOPITAUX

PARIS
LIBRAIRIE ASSELIN ET HOUZEAU
PLACE DE L'ÉCOLE-DE-MÉDECINE

1912

La suppression de la distance donne aux événements d'intérêt général une publicité simultanée telle que le cerveau humain le plus vaste ne saurait les englober.

Le peu qu'il parvienne à retenir s'estompe vite, puis s'efface avec une rapidité dont on a le sentiment en feuilletant des revues à peine âgées de quelques années.

L'intensité de la production permet difficilement de se maintenir au courant de ce qui paraît dans le champ d'études ou de recherches où l'on concentre ses efforts. Aussi que de réapparitions prises pour nouveautés!

Obligé de participer à des essais d'organisation, j'ai pu juger de la distance entre une conception idéale et son application pratique.

La perfection ni l'absolu ne sont de ce monde,

aussi se trouve-t-il toujours des réformateurs à l'œuvre.

Il en est qui, par ignorance, sinon par oubli, exhument des idées trop mûres, d'autres veulent du neuf et commencent par démolir.

Après les discussions auxquelles je me suis trouvé mêlé, il m'a semblé utile de fixer, sans emphase, par la simple relation de faits positifs, un point limité d'histoire de la PROPHYLAXIE DE LA TUBERCULOSE, *et de donner un aperçu de la genèse et des débuts de l'application de la loi sur les* ACCIDENTS DU TRAVAIL *au sein d'une collectivité aussi importante que l'ensemble du personnel de la Compagnie du Chemin de fer du Nord.*

Mai 1912.

ACCIDENTÉS, MÉDECINS, ASSUREURS

Lorsqu'en 1875 je succédai à Giraldès dans ses fonctions de chirurgien de la Compagnie du Chemin de fer du Nord, l'une des principales attributions du chirurgien attitré était de répondre à toute requête du service du Contentieux, aux fins de le renseigner sur l'état présent et sur l'avenir probable des blessés et de lui donner sur les rapports d'expertise médico-légale, pour blessures, son appréciation, suivant sa compétence, en termes à la fois moins techniques et plus explicatifs.

A cette époque, les responsabilités de la Compagnie s'établissaient suivant le droit commun. Il en fut ainsi jusqu'à la mise en vigueur, le 1er juillet 1899, de la loi du 9 avril 1898 sur les accidents du travail.

La responsabilité du moindre accident arrêtant le travail, ne fût-ce que quelques jours, parmi son personnel, fut dès lors soustraite au droit commun; elle incomba de plein droit à la Compagnie, son propre assureur, et se traduisit par une indemnité forfaitaire fixée par la loi elle-même.

Mais plus d'un an avant cette mise en vigueur, et trois jours avant la promulgation, mon ami Worms, médecin en chef de la Compagnie, mourut le 6 avril 1898.

M. Albert Sartiaux, Ingénieur en chef de l'Exploitation, de qui ressort le service médical, me fit le grand honneur de m'offrir, au nom du Comité de Direction, la succession de Worms; j'y voyais de sérieuses objections qu'il a levées si gracieusement que je n'eus plus qu'à accepter avec reconnaissance.

Il fut convenu que, ne voulant point sortir de ma compétence de chirurgien de carrière, je serais simplement Chef du service médical, non Médecin en chef; qu'il serait créé un poste de Médecin principal, responsable de toutes affaires de médecine pure et chargé de la plus grande partie de la besogne administrative sous notre responsabilité partagée.

Ce poste fut confié d'abord à mon regretté ami Davesne, dont le successeur est aujourd'hui mon ami Létienne.

Sur ma demande, un bâtiment spécial, dont le besoin se faisait sentir, fut construit pour y loger le service médical.

Prophylaxie de la tuberculose.

Moins d'un mois après le décès de Worms, le monde médical fut brusquement mis en éveil par la lecture faite à la tribune de l'Académie de Médecine, dans sa séance du 3 mai 1898, du retentissant rapport du professeur Grancher, sur la prophylaxie de la tuberculose, au nom d'une commission composée de MM. Théophile Roussel, président ; Bergeron, vice-président; Besnier, Brouardel, Colin, Magnan, Henri Monod, Motet, Napias, Nocard, Roux, Vallin, et Grancher, rapporteur.

La discussion fut close le 28 juin suivant. Le président de l'Académie, professeur Jaccoud, eut à cœur d'exprimer à M. Grancher, au nom de l'Académie, ses félicitations pour son beau rapport et sa reconnaissance pour son infatigable dévouement; le Dr Roux demanda à l'Académie de donner, à ce rapport, la plus grande publicité et les conclusions furent adoptées par acclamation.

M. Henri Monod, Directeur de l'Assistance au

Ministère de l'Intérieur, promit l'envoi du rapport aux Instituteurs.

Les mesures de prophylaxie recommandées en raison de leur simplicité étaient au nombre de trois :

a) Recueillir les crachats dans un crachoir de poche ou d'appartement contenant un peu de solution phéniquée à 5 p. 100, colorée, ou au moins un peu d'eau ;

b) Éviter les poussières en remplaçant le balayage par le lavage humide ;

c) Faire bouillir le lait, quelle que soit sa provenance, avant de le boire.

Dans une note à l'Académie, je lui disais, dans sa séance du 15 janvier 1901 :

« Ces moyens sont certainement d'une application simple et facile dans la vie privée.

« Dans les grandes administrations, le problème devient d'une complexité croissante avec le nombre des employés, et tend à devenir presque insoluble. Les Compagnies de chemins de fer en sont le plus flagrant exemple.

« La Compagnie du Nord, avec un nombre d'agents qui dépasse 40 000, fait les plus sérieux efforts pour se conformer aux Instructions de l'Académie.

« Elle a pu assurer dans la plus large mesure la désinfection de son matériel et de ses bureaux, l'hygiène des dortoirs, corps de garde et réfectoires de ses agents. Mais elle n'a pu résoudre à son gré la question des crachoirs. Elle se trouve en face de difficultés d'ordre matériel et de difficultés, celles-ci plus grandes, d'ordre moral.

« On ne peut qu'inviter les voyageurs à ne pas cracher ailleurs que dans des crachoirs; il semblerait, au contraire, qu'il fût facile de l'exiger d'employés réunis en plus ou moins grand nombre dans des bureaux où ils séjournent plusieurs heures par jour. C'est une erreur.

« En raison du dégoût qu'il inspire et du danger qu'il pourrait encore faire courir, s'il est commun à plusieurs, le crachoir des employés de bureau doit être individuel.

« Ce ne peut être un crachoir de poche, les difficultés du nettoyage administratif de ce genre d'appareils en feraient plutôt un agent de propagation qu'un moyen de défense. Il faut donc choisir dans les crachoirs dits d'appartement. Le secret médical ne permettant pas de signaler les tuberculeux en ne distribuant des crachoirs qu'aux employés suspects de tuberculose, il faut un crachoir pour chaque employé.

« L'employé ne veut pas que ce qu'il crache soit exposé à tous les regards, il désire non moins vivement ne pas être offensé par la vue des crachoirs de ses collègues. Impossible de lutter contre ce sentiment; si l'on veut passer outre, les crachoirs sont détournés de leur usage et transformés en vases à fleurs, en jardinières, ou enfouis dans des tiroirs ou des placards. Le but visé se trouve manqué dans les endroits mêmes où les mesures de prophylaxie s'imposent avec le plus d'évidence, et il est manqué justement par la résistance de ceux qui sont intéressés plus que personne à la réussite.

« On ne saurait donc trop s'efforcer de surmonter cette résistance en supprimant les causes qui semblent la justifier. Trois conditions sont à remplir : 1° le crachoir ne doit pas être encombrant ; 2° il doit être dissimulé; 3° il doit être à portée de la main.

« La Compagnie du Nord a essayé un modèle qui remplit peut-être ces trois conditions.

« Un crachoir en verre bleu, muni d'une anse facile à saisir, est logé dans une boîte ouverte sur l'un de ses côtés ; le dessus de la boîte sert de support à l'encrier, dont elle occupe ainsi la place ;

l'employé n'a qu'à lever le bras un peu plus haut pour tremper sa plume dans l'encre, c'est le seul embarras que peut lui causer le petit meuble.

« Si simple qu'il soit, j'ai tenu à vous soumettre ce modèle afin de pouvoir le modifier utilement suivant vos indications ; en tout cas, pour en recommander le principe, car toute mesure est bonne à propager qui met une entrave à la propagation de la tuberculose. »

Brouardel dit : « Je ne puis que recommander cette excellente mesure à toutes les collectivités, dans lesquelles la tuberculose est appelée à exercer des ravages qu'il n'est pas impossible, avec un peu de bonne volonté, de limiter peu à peu, puis de supprimer. »

Il semblait donc ne plus rester que la mise en pratique.

Or, sur les quatre mille six cents agents formant l'effectif du seul personnel de Paris (Bureaux de l'Administration et service de la gare), il fallait en munir au moins trois mille d'un crachoir absolument individuel. Il fallait le lever de place à l'heure de sortie des bureaux pour l'aller vider, laver, stériliser et munir d'un désinfectant en lieu approprié, puis le reporter à *sa place* avant la rentrée de l'employé destinataire.

Le transport en nombre ne pouvait se faire que sur chariot en casiers numérotés. Le vidoir-lavoir serait-il unique ? Chaque corps de bâtiment, ou chacun de ses étages devait-il avoir le sien ? Comment assurer un bon service en l'un ou l'autre cas ? Après avoir envisagé la question sous toutes ses faces avec le grand désir d'aboutir, on comprit bientôt que pareille manipulation était impraticable dans les locaux existants, où elle comporterait probablement le risque d'être un moyen de propagation plutôt que de prophylaxie. Le problème est délicat et ne paraît pas d'une réalisation facile.

Ce côté de la question n'avait pas la même importance pour l'installation de crachoirs dans la gare; cependant, à la séance du 12 novembre 1901, je crus devoir donner lecture à l'Académie de Médecine de la note suivante et en demander l'envoi à la Commission de la tuberculose.

NOTE SUR L'UTILISATION DES CRACHOIRS
A LA GARE DU NORD

« Votre Commission de la tuberculose a mis en tête des conclusions qu'elle a votées la nécessité de ne plus cracher à terre; elle a invité les Compagnies de chemins de fer à établir des crachoirs dans les locaux qui servent à leur exploitation, notamment dans les gares.

« La Compagnie du Nord a de suite répondu à cet appel : non seulement elle a installé dans la gare de Paris des crachoirs conformes aux modèles préconisés par la Commission de la tuberculose, mais elle en a confié le service à des infirmiers de profession, très au courant des mesures propres à se préserver eux-mêmes de la contagion à laquelle ce service pouvait les exposer.

« Ces crachoirs sont installés depuis un an environ. Comme il fallait s'y attendre, ils ont été l'objet de plaisanteries faciles, et ont soulevé des objections d'autant plus prétentieuses qu'elles venaient de personnes plus ignorantes de la question.

« Toutefois, on a dû reconnaître que, depuis le début de l'installation, les crachoirs de la gare sont restés fort peu utilisés.

« Pour être fixé par des chiffres, j'ai prié M. le Chef des services de la gare de Paris, M. Averlant, de vouloir bien faire dresser un relevé exact. Répondant à mon désir, il a établi une surveillance auprès de deux crachoirs situés dans deux des endroits des plus fréquentés, et aux moments où la circulation est plus active.

« Voici les résultats obtenus :

Tableau indiquant le nombre des personnes ayant utilisé les crachoirs placés aux voies n° 6 et 12 de la gare de Paris.

		NOMBRE DES PERSONNES		
	Voies.	Passées devant les crachoirs.	Ayant craché à terre.	Ayant utilisé les crachoirs.
18 octobre...............	6	625	3	2
De 5 h. soir à 5h30 soir.......	12	315	8	1
19 octobre................	6	450	12	1
De 8h30 matin à 9 h. matin...	12	410	7	1
20 octobre................	6	630	8	néant
De 11h30 matin à 11h45 matin.	12	580	4	1

« On voit par ce tableau qu'il faudra encore bien du temps avant qu'une crainte salutaire des crachats ait pénétré dans l'esprit des masses. Il y a donc bien des efforts à faire encore, et c'est pour les stimuler que j'ai cru bon de vous mettre au courant de la situation présente et que je vous prie de vouloir renvoyer ma communication à la Commission de la tuberculose. » (Le renvoi est ordonné.)

Cet insuccès me remémore une phrase de Guizot, que citait M. Sartiaux dans l'une des conférences des médecins de la Compagnie qu'il présidait.

« Tâcher de discerner avec un œil pénétrant la limite qui sépare, en fait de changements, le pratique du chimérique, le nécessaire du périlleux. »

La Compagnie continue sa lutte contre la tuberculose, dans la mesure difficile des moyens dont elle dispose. Tout le poids incombe aujourd'hui à mon collègue et ami Létienne, dont la compétence est agrandie par des travaux dès longtemps entrepris, et qui se trouve ainsi à la source de documents d'autant plus précieux qu'il peut suivre, chez les agents, depuis le moment où ils sont reconnus menacés ou atteints, les phases évolutives du mal jusqu'à ce que le tuberculeux puisse, sans danger pour lui et autrui, reprendre son service, ou bien cesse fatalement de rester inscrit dans les cadres, par réforme ou décès. La Compagnie, toujours mue par des sentiments humanitaires élevés, ne recule pas devant la participation aux frais de séjour, parfois répété, dans un sanatorium, quand il laisse le légitime espoir d'une guérison plus ou moins durable.

Grâce à de sages mesures dirigées avec sollicitude et prudence, des tuberculeux, au lieu d'être éloignés et fatalement abandonnés, ont pu voir leurs services utilisés à la Compagnie pendant une durée allant jusqu'à 7 années.

La lutte contre la tuberculose est un acte de défense sociale; en y prenant part on s'efforce de mettre soi-même et les autres à l'abri d'un risque universel. Le nombre des victimes de ce mal, pourtant très curable, équivaut à Paris au cinquième, parfois même au quart, du chiffre de la mortalité hebdomadaire. C'est un devoir d'aider à guérir, sans en faire des parias, tous ceux qu'il a touchés.

Accidents du travail.

Le but visé par la loi sur les accidents du travail est tout autre, bien que reconnu humanitaire. Elle ne cherche pas à faire disparaître un risque, elle en crée un spécial et exceptionnel. Le principe qui forme la base du régime qu'elle a institué et le différencie essentiellement du principe général de responsabilité, c'est que la victime de l'accident ou ses représentants ont droit à l'indemnité due par le chef d'entreprise sans avoir à justifier d'une faute à la charge de celui-ci. Cette responsabilité existe par le fait seul de l'accident, considéré comme une conséquence directe de l'exercice de la profession ; c'est ce qu'on appelle le principe du *risque professionnel.* Inversement et toujours en vertu de ce même principe, la faute de la victime ne permet plus d'exonérer le chef d'entreprise (1).

(1) DALLOZ. *Dictionnaire pratique de Droit*, publié sous la direc-

A la conférence des médecins du réseau du Nord, qui, le 5 novembre 1899, suivait de quatre mois et quelques jours la mise en vigueur de la loi, dans une lettre où il exprimait ses regrets de ne pouvoir présider la séance et dont il me priait de donner lecture à mes collaborateurs assemblés, M. Sartiaux me disait : « Voulez-vous vous charger de dire à ces Messieurs ce que je voulais leur dire, en commençant par quelques questions, que vous avez bien voulu me demander de préciser, relatives à l'application de la loi du 9 avril 1898 concernant les accidents dont les ouvriers sont victimes dans leur travail.

« Vous n'attendez pas, n'est-ce pas, que j'apprécie ici la loi sur les accidents. Contestée par les uns jusque dans son principe, critiquée vivement par d'autres dans ses procédés d'application, considérée par d'autres comme un progrès modeste, mais sûr, représentée par ceux-là comme une révolution hardie et bienfaisante... on a quelque peine à formuler une opinion sur une loi qui n'a que quelques mois d'application et dont les effets, bienfaisants ou néfastes, n'apparaîtront vraisem-

tion de MM. G. Griolet et Ch. Vergé, édition de 1908. Art. Accidents du travail).

blablement que dans des délais fort éloignés.

« Mais, bonne ou mauvaise, elle est la loi, il faut s'y soumettre et tâcher d'en tirer le meilleur parti, d'en faire sortir dans la mesure du possible l'objet qu'elle a en vue, le but qu'elle a voulu atteindre, c'est-à-dire l'amélioration du sort des individus les moins fortunés.

. . . .

« En fait, sous l'ancienne législation, la jurisprudence, allant aussi loin que possible dans la voie de l'extension de la responsabilité du patron, s'était beaucoup rapprochée de la théorie du risque professionnel adoptée par la législation de 1898.

« Dans la Compagnie du Nord en particulier, on était allé par mesure gracieuse et individuelle aussi loin que possible dans ce sens.

« Dans bien des cas, les indemnités étaient plus élevées que celles qui ont été prévues par la loi de 1898 et aujourd'hui que cette loi est en vigueur, que nous l'appliquons là où elle est plus favorable que l'ancien régime, nous sommes conduits, dans les autres cas, à maintenir bien souvent les mesures plus favorables que nous prenions avant la nouvelle loi.

« Vous connaissez les efforts énormes que nous

faisons pour nos agents. Nous avons fait, en 1898 près de 220 millions de recettes brutes, et la Compagnie n'a distribué à ses actionnaires que 26 millions environ, pas beaucoup plus de 10 p. 100 des recettes.

« Le personnel a reçu en salaires plus de 50 millions et, en dehors de ces salaires, la Compagnie lui a consacré en versements à la caisse des retraites, en pensions, secours, frais médicaux et pharmaceutiques, etc..., près de 12 millions. Rapprochez ces deux chiffres : 26 millions aux actionnaires, 12 millions distribués gracieusement en dehors des traitements. »

Depuis que ces paroles ont été prononcées, les sacrifices de la Compagnie se sont encore accentués.

Ainsi, en 1911, pour une recette brute d'environ 310 millions *et alors que la Compagnie distribuera seulement à ses actionnaires* 29 millions, *soit un peu moins de 10 p. 100 des recettes brutes, le personnel a reçu en salaires* 97 millions *de francs et, en sus de ces salaires, la Compagnie a consacré à ses agents en versements à la caisse des retraites, en pensions, secours, frais médicaux et pharmaceutiques, etc., plus de* 23 millions. *Le rapprochement des deux chiffres est significatif :* 29 millions *aux actionnaires et* 120 millions *au personnel* (*traitements et allocations diverses*).

« Ceci dit, en passant, revenons, si vous le voulez bien, à la loi sur les accidents.

« Cette loi fonctionne avec toutes ses formalités depuis le 1er juillet de cette année. Le mécanisme en a été expliqué dans un ordre de service du 2 juin, dans la circulaire du 29 juin et dans les « documents concernant le service médical » (pages 3 et 33 à 47) que vous avez bien voulu, le Dr Davesne et vous, préparer d'accord avec moi.

« Voyons un peu quel est le rôle, qui est si important, du médecin dans cette affaire. »

Suit un exposé des règles à suivre par les médecins de la Compagnie pour la bonne application de la loi en ce qui concerne les agents blessés en service.

Je me suis fait un devoir de remémorer ces considérations si élevées, dont la trace disparaîtrait avec les quelques exemplaires qui restent encore du compte rendu de la conférence où elles ont été exposées. Elle sont comme un extrait de naissance de la loi, plus un horoscope dont les réserves se trouvent légitimées après un délai d'application de treize années révolues au 1er juillet 1912.

Dans les Compagnies de chemins de fer la responsabilité en cas de blessures varie suivant qu'elles sont survenues à des personnes étrangères aux Compagnies ou bien au personnel même des Compagnies.

Dans le premier cas, les certificats de leurs médecins attitrés ont un caractère purement administratif que perdent, dans le second cas, les certificats destinés à être joints à la déclaration à faire à la mairie et par suite au dossier qui sera transmis ultérieurement au tribunal.

Si l'agent blessé accepte les soins du médecin attitré et que celui-ci ait déjà établi le certificat initial, puis qu'ultérieurement l'affaire se règle en conciliation devant le magistrat compétent, l'intervention de cet unique médecin peut suffire; mais, en vertu de la liberté du choix de leur médecin dont jouissent les agents des Compagnies, les choses sont loin de se passer aussi simplement.

En général, le rôle du médecin, dans le fonctionnement de la loi de 1898, est dominant ; sans son intervention constante elle est inapplicable.

Qui, dès le début, peut dire la nature de la blessure et en annoncer les suites probables? Le médecin.

Qui doit soigner le blessé et déclarer, au moment venu, que ses soins ne sont plus nécessaires? Le médecin.

Qui, s'il subsiste une infirmité, en caractérisera l'importance? Le médecin, toujours le médecin, *qui peut ne pas être le même.*

Qui renseignera le patron responsable ou son assureur, sinon un autre médecin? En cas de désaccord, qui devra éclairer le magistrat, sinon un ou plusieurs médecins experts, dont les conclusions, parfois discutables, ne peuvent être discutées que par d'autres médecins?

Enfin, à l'heure du règlement des honoraires, le contrôle de la note n'est-il pas de la compétence prépondérante d'un médecin?

Envisagée sous ce jour, la loi sur les accidents du travail n'est-elle pas pour le corps médical une source précieuse de revenus qui s'accroissent avec l'extension de son champ d'application; il était, au début, limité aux ouvriers de l'industrie, il comprend aujourd'hui tous les employés de commerce et ne paraît pas avoir fini de s'étendre.

Elle a édicté, pour l'exécution de ses dispositions, tout un système spécial de procédure centralisée dans les juridictions diverses auxquelles ressortit le lieu de l'accident. Le blessé, qui, de droit, jouit de l'assistance judiciaire gratuite, ne se gêne pas pour en appeler d'une juridiction à l'autre, puisqu'il ne lui en coûte rien. Il n'est arrêté dans cette voie ascendante que par le refus possible du magistrat, s'il juge valable la décision précédente.

Tout accident, survenu en service commandé, crée, *ipso facto*, un conflit d'intérêt entre l'accidenté et son patron; le premier, à l'inverse du second, ne trouvera jamais la compensation trop élevée.

Le patron, s'il n'est pas son propre assureur, comme l'est la Compagnie du Nord, ne prend point part au débat. La Compagnie d'assurances avec laquelle il a passé contrat endosse la pleine responsabilité. C'est à elle qu'il incombera de lutter contre l'exagération, la simulation ou la fraude, qui entrent trop souvent en jeu quand il peut en résulter un avantage pécuniaire, aussi bien, il faut le dire, pour le blessé que pour certains médecins.

C'est ainsi qu'à la conférence des médecins de

la Compagnie, qui fut tenue à Liége en 1905, je fus appelé à dire à mes collaborateurs : « N'oubliez pas qu'au moindre accident on voit accourir des hommes d'affaires qui se disputent la victime, lui promettant le concours le plus efficace, sinon le plus désintéressé. La victime, une fois en leurs mains, passe par un dédale de procédure dont la sortie est toujours lointaine, si les magistrats, malgré leur désir et leurs efforts, n'ont pas réussi à dépister ces chasseurs de causes. » Je leur disais encore : « Depuis la loi sur les accidents, l'efficacité de la thérapeutique semble avoir beaucoup diminué ; le massage, entre autres moyens, donne des résultats bien moins rapides, le nombre des séances qu'il y faut consacrer prend des proportions étonnantes. J'éveille votre attention sur ce point. Lorsqu'il y a lieu d'ordonner le massage, il faut que les conditions en soient nettement précisées . »

Il a bien été établi un tarif légal, revisable tous les deux ans, pour uniformiser le prix de chaque mode d'intervention. Il est facile de voir si la note présentée est bien conforme au tarif. Mais il importerait de savoir si les interventions ainsi cotées étaient toutes opportunes et, chose beaucoup plus grave, si leur nombre porté n'a pas été plus ou moins fortement majoré; j'en connais un flagrant exemple. On a peine à se figurer de combien de malversations la loi sur les accidents fut l'origine.

Avant sa mise en vigueur, pendant 25 ans, j'ai dépisté des simulateurs dont quelques-uns étaient de connivence avec un médecin disqualifié; aujourd'hui, ils sont légion.

La simulation a passé dans les mœurs. Dans le *Guide du médecin dans les accidents du travail* des professeurs Forgue et Jeanbrau, 2me édition, je relève à la page 454 le passage suivant : « Nous avons vu des blessés qui n'avaient absolument rien, à qui des camarades pensionnés avaient persuadé qu'ils *devaient* également obtenir une rente. « Mais enfin, que voulez-vous ? » disait un jour le Dr Ducamp à un blessé sur lequel il devait faire un rapport d'expertise. « Simplement une petite rente de 3 ou 400 francs, *comme tout le monde* », répond le pseudo-blessé avec franchise. En disant cela, le sinistré faisait allusion à un centre ouvrier où les simulateurs augmentent de jour en jour dans la plus parfaite impunité.»

J'ai rencontré dans *l'Aide sociale*, journal mensuel dirigé par M. Edouard Fuster, professeur au

Collège de France (3e année, nos 7 à 10, 31 octobre 1910, page 360) un article intitulé :

« Accidents du travail, médecins et C. G. T. »

Je le reproduis entièrement :

« On a pu lire dans le n° du 20 octobre de la revue *La Vie ouvrière*, qui défend les Méthodes de la C. G. T., une très vivante analyse, signée P. Monatte, des discussions qui mirent aux prises, pendant le Congrès de Toulouse, les deux groupes syndicalistes. M. Griffuelhes, notamment, donna des explications sur sa gestion.

« Or voici, textuellement, les paroles que l'auteur met dans la bouche de M. Griffuelhes en ce qui concerne le service médical de la C. G. T. Nous en soulignons une phrase.

« En septembre 1906, nous avons eu l'intention de créer le service médical. Et, ici, je tiens à dégager ma responsabilité. Ce n'est pas moi qui ai commencé. Je ne fis qu'obéir à des sommations brutales, parfois même insolentes.

« Je reçus une offre du Docteur D.....t, relative à la création d'une clinique. En principe, nous acceptâmes, mais en lui disant qu'il devrait faire l'installation de sa clinique, car nous n'avions, nous, aucune ressource.

« Le médecin vint nous dire alors : « Vous n'aurez rien à rembourser et vous aurez 25 p. 100 des bénéfices. » Nous acceptâmes avec plaisir, car nous ne savions pas ce que cela allait donner. Si nous l'avions su, nous aurions réclamé davantage. Et si au XVIIe et au XIIIe le pourcentage est plus élevé, c'est que les médecins du XIIIe et du XVIIe savaient, par notre expérience, ce que produirait leur clinique. Oui, au XIIIe et au XVIIe les médecins laissent 50 p. 100.

« *Eh bien! les Compagnies d'assurances peuvent dire que le tarif Dubief est trop élevé puisqu'il permet aux médecins de distraire 50 p. 100 de leurs honoraires.*

« Aussi je dégage ma responsabilité pour les conséquences qui surviendront. »

Comme l'a dit l'auteur, cette analyse est très vivante et je m'abstiens de tout commentaire.

Pourtant, je ne puis accepter que l'on dise le tarif Dubief trop élevé, il est périodiquement remaniable, les évaluations reconnues erronées restent modifiables en plus ou en moins ; le mal est autre.

Dans la vie médicale courante, le médecin court le risque d'avoir été induit en erreur sur la solvabilité de son client, ou bien, s'il était tenté de « pousser à la visite », celui d'être remercié plus ou moins poliment par un client irrité.

En matière d'accident du travail, le médecin n'a pas à craindre l'insolvabilité, la loi s'est portée garante. Quant à la multiplication des visites, il jouit d'une latitude qui ne peut avoir chez lui de limite que la crainte du scandale. En donnant le quart et même la moitié de sa recette, soit à une collectivité qui lui rabat les clients, soit directement à un blessé qui lui en attirera d'autres, il crée un courant magnétique et résout le problème de se rattraper sur la quantité en perdant sur chacun, sans risquer la faillite; le risque professionnel est unilatéral, mais non de son côté. Le patron, s'il est assuré, n'a qu'à laisser faire; l'ouvrier qui n'a rien a débourser, mais seulement à recevoir, s'il ne se contente pas de laisser faire, n'a qu'à aider la majoration ; le profit qu'il en tire est déloyal, mais c'est un profit.

Seul l'assureur cherche à se défendre. Seul il souhaite à la fois la rapidité et la solidité de la guérison. Il voudrait avoir la direction du blessé que, naturellement, les médecins, qui en vivent, revendiquent énergiquement.

Tout en reconnaissant les bons côtés de la loi sur les accidents, elle ne répond pas de tous points à l'idéal de ses promoteurs.

Elle a troublé la mentalité de ceux qui y sont assujettis et celle des médecins, elle a semé la discorde entre assureurs et médecins; on peut même dire qu'elle a créé une spécialité médicale, la médecine des accidents du travail. C'est le titre d'une revue fondée en 1903 par le Dr Courtault, qui dirigeait alors un institut de mécano-thérapie de création récente, et spécialement destiné aux accidentés.

A voir ce titre, on croirait volontiers qu'un doigt écrasé doit être soigné différemment par le médecin, parce que le blessé sera traité différemment par la loi, s'il s'agit ou non d'un accident du travail.

Dans l'un et l'autre cas, le magistrat, escomptant la science et la conscience du médecin, lui demande un constat et un pronostic. Chacun est maître de sa conscience, mais la science du médecin, comme toute science, a des bornes. Le magistrat, surtout quand il s'agit d'accident du travail, n'hésite pas à vouloir les lui faire franchir. Il lui demande expressément d'avoir à lui fixer à vingt-quatre heures près et à un centième de quantité près un pronostic et un degré final d'incapacité, qu'il lui est nécessaire de connaître pour établir mathématiquement et automatiquement le quantum de dommages-intérêts. Mais la base de ce quantum dans l'accident du travail est le salaire, et l'on ne me démentira pas, si je dis que le médecin, s'il n'est lui-même industriel ou commerçant, est d'une incompétence absolue dans les questions de salaire. Je sais bien que tous les amputés de jambe à même hauteur ont la même infirmité, mais j'ignore absolument dans quelle mesure leur salaire sera individuellement diminué ; ce que je sais, c'est que leur sort sera différent suivant leurs aptitudes intellectuelles, et que celui qui de manœuvre pourra devenir employé de bureau aura pécuniairement gagné peut-être au change.

On peut, si l'on veut, établir un tarif d'infirmité qui serait la limite de la compétence du médecin jusqu'alors entière, et même exclusive.

Celle du chef professionnel de l'intéressé interviendrait à son tour pour l'estimation de la capacité professionnelle restante. Le magistrat, mieux éclairé, disposerait ainsi d'un coefficient variable, applicable au chiffre fixe de l'infirmité et connaîtrait plus sûrement l'incapacité réelle. J'en suis convaincu, mais il ne m'appartient pas de légiférer.

En 1902, élu vice-président de l'Association française de chirurgie, je devenais l'année suivante président de droit du XVIe Congrès de l'Association. Cet honneur m'imposait un devoir, celui de prononcer le discours d'ouverture, auquel le président ne peut se soustraire. Je n'eus pas à chercher longtemps mon sujet.

Exercé depuis 1875 à tirer au clair, autant que possible, les obscurités des suites d'accidents et ayant compris leur liaison avec la sagacité du pronostic, j'adoptai sans hésiter comme sujet de mon discours obligatoire : Le pronostic après les accidents.

La publicité habituelle de l'ouverture du Congrès dans la presse médicale, jointe à la notoriété déjà ancienne de mes fonctions au Chemin de fer du Nord, m'attira d'autres besognes. Je fus appelé à faire partie du Comité permanent du Congrès international des accidents du travail et des assurances sociales, et à prendre part à quelques-unes de ses discussions ; puis invité par les comités d'organisation de divers Congrès internationaux à présenter des rapports sur des questions de ma compétence : en 1903 à Bruxelles; en 1905 à Vienne (Autriche); en 1907 à Berlin; en 1908 à Rome.

Toutes ces interventions, que je n'avais point cherchées, ont, si je puis me permettre une locution familière, vu « le feu de la rampe », sans que j'aie reçu de projectiles; je crois pouvoir les rééditer sous enveloppe commune dans leur intégrité, sans craindre la répétition qui, seule, grave profondément les choses en l'esprit.

Les lecteurs bénévoles n'auront point de surprises, en s'en apercevant.

DISCOURS

SUR LE PRONOSTIC APRÈS LES ACCIDENTS

Prononcé le 19 octobre 1903 à la séance d'ouverture du XVIe Congrès de l'Association française de chirurgie.

Par M. CH. PERIER, Président.

MESSIEURS,

Notre première pensée va d'elle-même à ceux de nous qui ont disparu depuis notre dernier Congrès.

Panas, qui a tenu l'un des premiers rangs dans la chirurgie générale, puis le premier dans la chirurgie oculaire.

Bouilly, désigné pour lui succéder à l'Académie de médecine ; l'un des plus brillants représentants de la gynécologie.

Tous deux ont vu la mort approcher lentement, pas à pas ; ils ont compté ses étapes, ils l'ont attendue avec la sérénité du sage.

Gérard Marchant, frappé brusquement dans la force de l'âge, la maturité du talent, la pleine activité professionnelle, dans le rêve légitime d'un avenir encore largement ouvert ;

Bouglé, suivant de près dans la tombe son maître Bouilly qu'il avait soigné avec tout le dévouement que sait inspirer l'affection la plus vive; il meurt jeune, au moment de réaliser les plus belles espérances;

Gallet, de l'Université de Bruxelles, l'un des membres les plus assidus de nos Congrès. Aujourd'hui même il devait prendre une part active à nos débats;

Fochier, dont la mort foudroyante vient de mettre en deuil l'université de Lyon.

Chalot, de Toulouse;

Crimail, de Pontoise;

Gevaert, de Middelkerke;

Nepveu, de Marseille;

Zaepffel, de Vannes.

Chacun d'eux a donné, dans sa sphère d'action, les exemples d'honneur, de savoir, de dévouement, dont notre but invariable est de maintenir la tradition.

Dans d'autres Assemblées, en leur rendant hommage, on a dit et l'on redira leur labeur, leurs succès, leurs services rendus à la science, tout le bien qu'ils ont fait, celui qu'ils auraient pu faire encore.

Ici je ne puis qu'exprimer l'amertume que nous ressentons, en voyant à jamais rompus des liens que, par une indéracinable illusion, nous imaginons devoir durer toujours.

Les noms de ceux que nous regrettons ainsi resteront fixés dans nos Annales et leur souvenir vivra dans notre pensée fidèle.

Après m'être acquitté d'un triste devoir, que le destin n'a épargné à aucun de mes prédécesseurs, j'ai celui plus doux de vous dire, mes chers collègues, qu'en ajoutant mon nom à la liste des hommes éminents qui se sont succédé dans la présidence de nos Congrès, vous m'avez fait un honneur dont je sens tout le prix, et dont je vous remercie du fond du cœur. Un si haut témoignage d'estime et de sympathie sera le charme des quelques années si rapides qu'il me reste à vivre.

Témoin actif et passionné de la rénovation de notre art, je ne saurais me lasser d'en admirer les merveilleux progrès et d'en entrevoir de plus merveilleux encore.

Si Montaigne pouvait revivre parmi nous, il est probable qu'il marquerait davantage sa prédilection pour la Chirurgie.

Il avait pour la médecine une antipathie héréditaire, que toutefois il n'étendait pas aux médecins. « Au demeurant, dit-il, j'honore les médecins, non pas, suivant le précepte, pour la nécessité, mais pour l'amour d'eux-mêmes, en ayant vu beaucoup d'honnêtes hommes et dignes d'être aimés. Ce n'est pas à eux que j'en veux, c'est à leur art. » Précédemment il avait dit : « Aux maux que j'ai eus, pour peu qu'il y eut de difficulté, je n'en ai jamais trouvé trois d'accord. Je remarque plus volontiers les exemples qui me touchent. » Un peu plus loin il ajoute : « La chirurgie me semble beaucoup plus certaine parce qu'elle voit et manie ce qu'elle fait ; il y a moins à conjecturer et à deviner. » Cette distinction, qui n'est certes pas pour nous déplaire, Montaigne la fait au moment où Ambroise Paré, plus âgé de seize ans, crée la chirurgie française.

Le public, qui de tout temps s'est constitué grand juge de la médecine et des médecins, et qui a sur nous l'incomparable avantage de n'être jamais embarrassé dans ses jugements par l'étendue de ses connaissances en anatomie et en physiologie, est resté de l'avis de Montaigne. Ne voyant que la surface, le public est certainement de bonne foi ;

nous qui voyons plus au fond, nous devons être comme lui de bonne foi.

Nous savons que sous l'impulsion donnée par les découvertes de Pasteur, médecine et chirurgie, entraînées par les doctrines microbiennes, se sont élancées d'un commun essor vers des destinées nouvelles, et que l'on peut dire de la médecine ce que Montaigne disait de la chirurgie : « Elle voit et manie ce qu'elle fait ; elle a moins à conjecturer et à deviner. »

Ne voyons-nous pas la médecine et la chirurgie empiéter chacune sur le terrain de sa voisine? Il semble que la barrière qui les séparait va disparaître, et qu'elles sont sur le point de se confondre.

La chirurgie est aujourd'hui la plus envahissante ; il est à peine une parcelle du domaine de la pathologie interne sur laquelle elle n'étende la main.

N'êtes-vous pas encore sous l'impression du rapport magistral de mon ami Terrier et de son élève le Dr Reymond qui vous en a donné lecture ici l'an dernier? Autant dire hier! On voyait le chirurgien mettant le cœur à découvert, le faisant saillir hors de sa loge, le palpant de toutes parts, faisant courir à sa surface et dans son tissu l'aiguille et le fil, le replaçant dans sa loge, l'y renfermant sous le couvercle de paroi qu'il avait taillé tout d'abord, et l'opéré survivre!

Récemment n'a-t-on pas essayé d'arrêter l'évolution de la fièvre typhoïde en ouvrant l'abdomen pour extirper la source du mal dès son début?

Mais pourquoi insisterais-je n'ayant pas à vous convaincre?

Si toute action appelle une réaction, faut-il s'attendre à voir la médecine envahir à son tour le domaine de la chirurgie dans lequel elle commence à prendre pied?

A considérer la multiplicité de ses procédés d'exploration, d'une précision jusqu'alors inconnue, la haute valeur des séro-diagnostics, l'efficacité des sérums vaccins, des sérums anti-toxiques, des sucs extraits des organes les plus divers des animaux, on comprend que l'avenir se présente à certains prophètes sous les couleurs les plus séduisantes. Ils nous annoncent la disparition des épidémies, des endémies, de toutes les maladies infectieuses, de la tuberculose, du cancer et de bien d'autres. Ce beau rêve réalisé, le médecin n'aurait plus pour fonction que de veiller à l'observation des règles de l'hygiène. L'âge d'or cesserait d'être un mythe.

S'il est parfois charmant de s'égarer dans les sphères éthérées de l'utopie, il faut ne pas s'y attarder sous peine de s'y perdre. Candide, à qui Pangloss, après toutes les déceptions, vantait encore l'harmonie universelle et les beautés des causes finales, lui répondit : « C'est bien, mais cultivons notre jardin. » A son exemple quittons des hauteurs dont nous n'atteindrons pas de sitôt le sommet, et maintenons-nous sagement dans la réalité présente. D'ailleurs, à supposer même la paix universelle, l'extinction du crime, la chirurgie aurait toujours à secourir les victimes d'accidents.

C'est par les blessés qu'elle a débuté, c'est à eux qu'elle arriverait à consacrer ses soins exclusifs.

Par une ironie singulière les hommes de loi chargés de régler le sort des victimes, dès que l'intervention thérapeutique a cessé d'être utile, n'ont pu jusqu'à ce jour donner de l'accident une définition sans appel. La loi récente s'est prudemment abstenue d'en donner une, faisons de même, cela ne nous empêche pas de nous entendre.

Nous pouvons nous vanter, sans fausse honte, de savoir déterminer la nature et l'étendue d'un traumatisme, en saisir les indications, les remplir vite et bien. Mais il est un point sur lequel nous n'avons pas encore le droit d'être aussi fiers; c'est sur lui que je voudrais retenir votre attention : il s'agit du pronostic.

Les éléments du pronostic sont divers et surtout complexes.

Il y a naturellement les conditions du traumatisme, puis la constitution du blessé, son état moral, le milieu dans lequel il est soigné.

Il y a aussi son intérêt, car si l'intérêt se trouve en jeu, on voit trop souvent surgir l'exagération, la simulation, la fraude!

Si le chirurgien n'y prend garde, il s'expose à laisser mettre en doute son savoir ou sa sincérité!

A cet égard les fleurs dont Messieurs du Barreau savent émailler leurs plaidoiries ne sont pas toujours sans épines, parfois assez blessantes.

Il y a vingt ans, en 1883, à la Société de Chirurgie de Paris, s'est ouverte, le 14 février, une discussion dont l'écho se faisait encore entendre dans la dernière séance de la même année.

Il s'agissait de : « l'action aggravante du traumatisme sur les propathies, ou états pathologiques antérieurs », suivant les termes mêmes du promoteur, le professeur Verneuil.

Pour lui les chirurgiens ne tenaient pas assez compte de cette action, l'asepsie des blessures tendant à devenir le but exclusif à atteindre pour le repos de leur conscience. Le professeur Trélat, prenant la parole, retourna les termes de la proposition en la forme suivante : « Les états pathologiques préexistants chez les opérés ou les blessés aggravent de façons diverses et dans des mesures variées le pronostic des blessures ; il faut donc rechercher avec le plus grand soin ces importants éléments de pronostic ou de détermination opératoire. »

Tel fut le point de départ de cette discussion dans laquelle on entendit MM. Berger, Richelot, Polaillon, Després, Chauvel, Terrier, Nicaise, mais qui fut surtout une joute oratoire mémorable entre Verneuil et Trélat.

Tous apportèrent à l'appui de leur thèse de nombreuses observations.

Les unes démontraient l'aggravation, d'autres la non-influence. Enfin il en était de non moins probantes en faveur d'une amélioration.

La plus curieuse et la plus suggestive fut apportée par M. Richelot : celle d'un homme à la fois arthritique, paludique, diabétique et alcoolique !

L'homme aux quatre diathèses !

Il subit une opération grave dont les suites furent des plus bénignes.

« Il a guéri mieux et plus vite que ne l'auraient fait à sa place des hommes plus jeunes et sans trace de lésion antérieure. » C'est M. Richelot qui parle ! Il se demandait s'il ne fallait pas voir en cet ensemble une sorte de système compensateur.

En tout cas, ayant trouvé à son opéré de bons tissus, il émit cette idée, fort juste à mon avis, que le degré de déchéance de l'organisme, bien plus que la diathèse elle-même, doit être considéré comme l'élément principal du pronostic.

Malgré l'éclat de cette joute brillante, la lumière n'a pas percé les nuages qui obscurcissaient la question.

Vingt années sont écoulées, le même problème se dresse devant nous exigeant une solution : un critérium nous est devenu nécessaire.

Sommes-nous mieux éclairés?

Une loi d'un automatisme précis, et que nous n'avons pas à discuter, veut que les compensations du moindre accident arrêtant le travail, ne fût-ce que quelques jours, soient fixées par le magistrat. Le point d'appui nécessaire de la décision du magistrat est donc le dire du chirurgien.

Ce point d'appui est-il devenu si solide que tout effort pour l'ébranler reste impuissant et vain?

Il nous faut reconnaître que depuis la mise en vigueur de la loi, les discordances d'il y a vingt ans, restées les mêmes, ont pris un relief qu'accentue la diversité des arrêts de justice.

Que faire?

Dans son *Introduction à l'Étude de la médecine expérimentale*, Claude Bernard nous dit :

« Nos idées nous viennent à la vue de faits qui ont été préalablement observés et que nous interprétons ensuite. Or, des causes d'erreur sans nombre peuvent se glisser dans nos observations, et malgré toute notre attention et notre sagacité nous ne sommes jamais sûrs d'avoir tout vu parce que souvent les moyens de constatation nous manquent ou sont trop imparfaits...

« Nous devons avoir conscience de l'incertitude de nos raisonnements à cause de l'obscurité de leur point de départ. Ce point de départ repose toujours au fond sur des hypothèses ou sur des théories plus ou moins imparfaites, suivant l'état d'avancement des sciences. »

L'obscurité du point de départ de nos raisonnements! Mais l'énumération, que j'ai faite, des éléments complexes du pronostic suffit pour convaincre. Ces éléments, le mathématicien le plus prestigieux est incapable de les mettre en équation. Lui, peut «raisonner sur les phénomènes, tels qu'il les fait dans son esprit, mais non tels qu'ils sont dans la nature ». A nous, on demande d'évaluer en quantités chiffrées, au centième près, des phénomènes biologiques anormaux, de fixer numériquement le sens et les limites de leurs variations dans la forme et dans le temps. On demande l'impossible! Est-ce à dire que nous ne devons pas répondre? Loin de là! Ce qu'il nous faut c'est de ne pas être plus affirmatifs que nous n'avons droit de l'être, sous peine d'être classés dans la catégorie de ces médecins que Claude Bernard appelle des systématiques, ceux qui, « partant d'une idée fondée plus ou moins sur l'observation, et qu'ils considèrent comme une vérité absolue, arrivent à construire un système qui est logique, mais qui n'a aucune réalité scientifique... Leur foi aveugle dans les théories n'est au fond qu'une superstition scientifique».

En effet, pénétrons-nous bien de ce que tout blessé, tout malade soumis à notre investigation nous place devant un problème qui diffère de tous ceux que nous avons eu et que nous aurons à résoudre. Vouloir résoudre un tel problème à l'aide d'une formule établie et tirée d'un classeur supposé complet, c'est marcher à l'erreur où mènent sûrement le systématisme et la superstition scientifique.

Celui qui affirme, *ex cathedra*, qu'une tuberculose, apparaissant après un traumatisme, ne se serait pas manifestée sans le concours de ce traumatisme, donne un exemple très net de superstition scientifique. On conçoit que la tuberculose reçoive d'un traumatisme une impulsion plus ou moins fâcheuse ! — Cette action est-elle constante? S'exerce-t-elle toujours dans la même mesure? Évidemment non. Il est donc nécessaire de considérer toujours chaque fait nouveau comme spécial ; de l'examiner sans idée préconçue « en conservant sa liberté d'esprit assise sur le doute philosophique ».

On parle du réveil des diathèses ! Leur sommeil est comme le nôtre. Sommes-nous inquiets? un frôlement nous éveille ; avons-nous bien digéré et pris un exercice salutaire, il faut que l'on nous secoue bien fort pour nous tirer d'un sommeil dans lequel nous ne demandons qu'à retomber.

Le traumatisme agit de même; il ne parvient pas toujours, malgré sa violence, à réveiller une diathèse.

Notre collègue Richelot avait bien raison de dire : c'est le degré de déchéance de l'organisme, bien plus que la diathèse elle-même, qui est l'élément principal du pronostic. Oui certes! Mais voyez quelle sagacité doit être la nôtre pour obtenir, sur l'état d'un organisme, avant l'accident qui a pu l'ébranler, une notion que l'intéressé aidé de son entourage n'ait pas réussi à fausser.

Si nous entrons dans le domaine des névroses traumatiques, c'est bien une autre affaire! Nous nous engageons dans un labyrinthe dont nous trouvons rarement l'issue sans un sérieux labeur. Aux prises avec l'exagération et la simulation qui s'y donnent libre carrière, nous en sortons plus d'une fois dupés.

Hystérie, neurasthénie, paralysies, contractures, névralgies, insomnies, troubles des sens, fatigue cérébrale, impotences de tout genre, à tous les degrés, s'affirment à nous, chargés du contrôle, et cherchent à forcer notre conviction.

Tout d'abord, c'est la douleur. A défaut d'une lésion apparente qui la puisse expliquer, elle échappe à tout contrôle. Admettre alors sa réalité, c'est simplement faire acte de foi. On est tenu de se borner à dire : je crois; croire c'est ignorer. Elle est pourtant le premier, sinon l'unique point de départ de nos raisonnements. C'est notre fil d'Ariane !

Ce qui n'est pas moins troublant, c'est que la simulation consciente ou inconsciente est un des éléments de l'hystérie. Elles font corps ensemble, elles ne s'excluent pas. D'autre part rien ne ressemble davantage à la simulation que l'hystérie, ni que l'hystérie à la simulation.

On a dit que le traumatisme pouvait créer l'hystérie. Est-ce parce que la première crise a suivi de près un accident? Pourquoi un accident encore plus grave n'a-t-il pas eu même influence sur une autre victime? Est-ce parce que l'hystérie était en germe chez la première et ne l'était pas chez la seconde? De nouvelles crises survenues longtemps après la première sont-elles nécessairement liées au même accident primordial?

A toutes les réponses, moins l'aveu d'ignorance, on peut dire ! Hypothèse! Hypothèse!

S'il semble logique d'admettre que tout hystérique était en puissance d'hystérie avant la première manifestation, il n'en est pas toujours de même pour la neurasthénie, dont la relation avec le traumatisme est parfois évidente, soit qu'il l'ait créée, soit qu'il l'ait augmentée.

La rapidité de la guérison d'un neurasthénique après le règlement définitif et satisfaisant de ses intérêts est, sinon constante, au moins d'une fréquence qui a fixé l'attention.

Cette rapidité si opportune est l'effet, tantôt de la détente morale très naturelle chez le neurasthénique vrai, tantôt de l'inutilité pour un simulateur de simuler plus longtemps. La simulation de la neurasthénie est d'autant plus difficile à dépister qu'il s'est fondé un véritable enseignement de neurasthénie pratique à l'usage des victimes d'accidents, et dont les lauréats passent maîtres à leur tour.

Il est une autre catégorie non moins dangereuse pour nous. Certains personnages plus intelligents que scrupuleux savent exprimer une impotence cérébrale, ruineuse pour leur carrière, avec un réalisme si apitoyant qu'ils parviennent à inspirer confiance. Laissez-moi vous en citer un exemple entre mille.

Un monsieur, d'allure distinguée, déjà grassement indemnisé pour inaptitude attestée par des experts, et non des moindres, est victime, quelques années plus tard, d'un nouvel accident. Après avoir vanté aux experts et aux juges la vigueur d'esprit et la santé florissante que venait de lui faire perdre à jamais ce récent accident, il obtient cette fois encore une forte somme, puis comme Antée touchant la terre, il récupère ses forces.

Qui de vous n'a connu de ces faux incurables brevetés qui, après encaissement, ont vite cessé toute feinte pour jouir plus tôt de leur gain frauduleux ?

Vous les croyez peut-être à l'index, oui, mais si on les montre du doigt c'est pour vanter l'habile homme qui s'est si élégamment moqué des savants et des juges. On lui porte envie, au besoin on le consulterait.

Les plus astucieux, dès qu'ils sont munis du certificat judiciaire de leur incurabilité saisissent le bourdon du pèlerin. Ils se mettent en route avec de très visibles efforts. Arrivés au but, sans se reposer d'une fatigue pourtant si apparente, ils se livrent aux invocations les plus ferventes et surtout les plus ostensibles, puis, soudain, donnent aux spectateurs éblouis la preuve d'une guérison subite qu'il serait vain de discuter. Ces habiles tirent double profit de leur double supercherie.

Il est peu de découvertes qui ne traînent à leur suite la fraude et la contrefaçon, la radiographie n'a pas échappé à cette fatalité.

Retoucher un cliché, effacer ou mettre une ombre au bon endroit est œuvre facile, il suffit de respecter la vraisemblance.

D'ailleurs, qu'à cela ne tienne, on n'hésite pas à substituer à un cliché muet, un cliché parlant.

Nous pensions tenir un bon élément de certitude, sa valeur est déjà faussée.

Si je poussais plus à fond cette esquisse incomplète, je lasserais sans profit votre patience.

Je m'arrête!

Maintenant que conclure?

Où trouver notre critérium? Notre guide sûr?

Pour établir un pronostic, ce ne sont pas les éléments qui nous manquent, c'est la possibilité de les mettre en valeur avec certitude, et d'après une règle fixe.

En classant les faits nous pouvons arriver de degré en degré à constituer des espèces, mais parmi les faits individuels d'une même espèce s'en trouve-t-il jamais deux identiques? Il serait funeste de le croire.

La plus belle, la plus magistrale description d'une espèce nosologique n'est qu'un magnifique schéma; ce n'est jamais l'image exacte d'un cas particulier, ce n'est jamais le portrait fidèle de l'une quelconque des observations qui ont servi à le tracer. Celui qui l'oublie est un systématique, il ne connaît qu'une mesure dont l'usage en ses mains, si habiles soient-elles, sera certainement plus d'une fois néfaste.

Dans la pratique de notre art, la règle à suivre c'est à nous de la trouver pour chacun des problèmes dont nous cherchons la solution.

Nous n'avons d'autre guide que notre science et notre conscience.

Notre conscience, nous en sommes les maîtres absolus, mais notre science a des bornes. Elle devrait être universelle, intégrale, nous devrions tout savoir, connaître le fond des choses.

Hélas! « Nous ne savons le tout de rien », dit le philosophe Izoulet. « Si je savais le fond d'une chose je saurais tout », dit Claude Bernard. Mais écoutons son appel aux savants :

« L'esprit vraiment scientifique devrait nous

rendre modestes et bienveillants. Nous savons tous bien peu de chose, en réalité, nous sommes tous faillibles en face des difficultés immenses que nous offre l'investigation dans les phénomènes naturels. Nous n'aurions donc rien de mieux à faire que de réunir nos efforts au lieu de les diviser et de les neutraliser par des disputes personnelles. En un mot le savant qui veut trouver la vérité doit conserver son esprit libre, calme et, si c'était possible, ne jamais avoir, comme dit Bacon, l'œil humecté par les passions humaines. »

Ces sages conseils, nous n'avons cessé de les mettre en pratique et nous saurons garder la tradition.

En ce congrès qui s'ouvre, unissons-nous comme toujours, pour la vérité, dans le calme et la liberté.

Pour nous, voués au culte d'un art sublime entre tous, le Palladium est encore, et sera toujours le Serment d'Hippocrate, dont je détache ces simples mots qui le résument :

Je m'abstiendrai de tout mal
et de toute injustice.

LACUNES DE LA LOI
SUR LES ACCIDENTS DU TRAVAIL

Lecture faite à la Commission des Accidents du travail de l'Association française des Assurances sociales.

M. E. CHEYSSON, de l'Institut, Inspecteur général des Ponts et Chaussées en retraite, Président de l'Association
M. ALBERT GIGOT, ancien Préfet de Police, Président de la Commission.

Séance du 14 mars 1908.

MESSIEURS,

Je ne prétends pas vous apporter la solution des questions si difficiles soumises à l'examen de notre Commission; je viens plus modestement vous présenter quelques arguments qui me paraissent pouvoir en faciliter l'obtention. Comme je tiens absolument à ne pas sortir des limites précises que je me suis tracées, je vous demande la permission de vous lire mon argumentation.

Les questions qui divisent assureurs, assurés, accidentés, hommes d'affaires et médecins aux prises avec l'application de la loi sur les accidents du travail, se ramènent à des questions d'intérêt pécuniaire. Il n'y a pas à s'écarter de ce point de vue si l'on peut trouver le juste équilibre entre les intérêts contraires.

L'accidenté a subi une perte dont la réparation incombe au patron. Cette perte ne peut être évaluée sans le concours du médecin; elle peut être supérieure aux ressources du patron, d'où intervention de l'assureur; il reste au magistrat de décider.

Tout semblerait devoir marcher droit sans l'intervention spontanée de l'homme d'affaires; intervention dont l'effet le plus ordinaire est de rompre l'équilibre et de fausser les intérêts légitimes en les détournant à son profit.

Voyons d'abord les intérêts légitimes en jeu.

En réalité nous n'en avons à envisager que deux: celui du patron qui doit satisfaire à la loi, celui de l'accidenté qui doit être satisfait par la loi.

De toute évidence l'intérêt du patron est que l'accidenté guérisse vite et définitivement : si l'accidenté guérit vite, le déboursé du patron est moindre; s'il guérit définitivement, le patron est à l'abri de rechutes onéreuses.

En conséquence, le patron a le plus sérieux intérêt à ce que l'accidenté reçoive les soins d'un médecin offrant les meilleures garanties de science et de conscience, et à ce que ce médecin ne fasse pas intempestivement reprendre à l'accidenté tout travail avant consolidation certaine de ses blessures.

L'intérêt du patron est donc, je le répète encore, l'obtention de la guérison rapide et solide d'une blessure dont la responsabilité lui incombe.

Qui oserait dire que cet intérêt n'est pas aussi l'intérêt le mieux entendu de l'accidenté?

Si ces deux intérêts, au lieu d'être opposés, sont si parfaitement parallèles, n'est-il pas évident que le véritable intérêt de l'accidenté serait de se confier au médecin choisi par son patron? Un patron ayant l'intelligence et la conscience clairvoyantes de son propre intérêt ne s'empressera-t-il pas de confier son ouvrier blessé aux soins éclairés d'un médecin instruit et n'ignorant pas que son intérêt le plus constant est de se distinguer par la rapidité et l'efficacité de ses cures? Ceci dit pour n'appuyer mon argumentation que sur le seul intérêt personnel.

Si mon argumentation est juste, la loi ne doit-elle pas abandonner au patron le choix d'un médecin?

L'affirmative semble forcée puisque, sans doute possible, elle répond à l'intérêt réel de l'accidenté!

Cependant je demeure partisan convaincu de l'intangibilité nécessaire du choix du médecin par tout malade ou blessé, sans distinction.

Cette intangibilité je l'ai énergiquement défendue devant le Conseil de surveillance de l'Assistance publique de Paris en 1893, dans un rapport sur les réformes hospitalières, au nom d'une Commission composée de MM. Félix Voisin, vice-président du Conseil, Bernheim, Bonthoux, Brouardel, Dubrisay, Lannelongue, Millard, Navarre, Rochard, Strauss et Perier, rapporteur (1).

Je disais (page 5 du rapport) : « Il est certain que « bon nombre de malades se soucient peu de

(1) Il s'agissait de créer autant de circonscriptions, dites hospitalières, qu'il y avait de grands hôpitaux généraux.

L'hôpital ne devait être ouvert qu'aux malades domiciliés dans la circonscription dont il serait le centre. L'hospitalisation de tout malade devait être préalablement certifiée nécessaire et légitime par un médecin du bureau de bienfaisance sans participation aucune des médecins et chirurgiens de l'hôpital. Cloîtrés à l'avenir dans leurs services, après y avoir signé un exeat, ils se seraient trouvés exposés à voir revenir leur malade réadmis suivant la fantaisie du médecin pourvoyeur breveté!!

Bien plus, les consultations externes des hôpitaux devaient être supprimées et reportées dans des dispensaires disséminés dans la ville et créés à grands frais.

C'était une tentative mal déguisée de nivellement des capacités et compétences par usurpation de fonctions, sans le moindre souci du malade dont la commission a dû prendre chaudement et utilement la défense.

« savoir qui les soigne, il leur suffit d'entrer dans « un hôpital, quel qu'il soit ; mais il est une autre « catégorie de personnes moins indifférentes et « sachant à qui elles veulent s'adresser... elles « accuseront soit du retard de leur guérison, soit « des complications en cours de traitement, soit « d'une infirmité d'ailleurs inévitable, elles accu- « seront, dis-je, un règlement qui, à leurs yeux, « aura eu l'inutile cruauté de les priver d'un trai- « tement, qui dans leur pensée eût mieux réussi « dans d'autres conditions... »

Un peu plus loin je citais M. Fleury-Ravarin qui, dans un rapport au Conseil supérieur sur les Secours à domicile à Paris (Session de mars 1893, p. 141 et 142), faisait très bien ressortir « l'incon- « vénient d'un système où le malade ne peut « choisir son médecin. Il n'est pas nécessaire « d'insister, dit-il, sur ce qu'une telle situation « a de particulièrement rigoureux et pénible. « Quand il s'agit de confier à un homme de l'art « ce que l'on a de plus précieux, la santé, de lui « abandonner son corps et de mettre sa vie entre « ses mains, *il y a un point qui prime tout* : c'est « la confiance qu'on doit avoir en son savoir et « son honorabilité ».

Il est nécessaire de remarquer qu'à cette époque, si le malade ou blessé avait été mal inspiré ou mal conseillé dans son choix, il en conservait la pleine responsabilité.

Dans l'application actuelle de la loi sur les accidents, inexistante alors, il n'en est plus de même. Si l'accidenté, dans sa pleine liberté, a fait un choix malheureux, le poids de son erreur retombe tout entier sur le patron.

Est-ce juste? Évidemment non!

C'est une lacune à combler dans la loi.

Je vois bien le remède, mais mon incompétence en jurisprudence m'empêche de le formuler; il s'agirait de faire peser la responsabilité sur qui de droit tout en respectant la liberté du choix. Une sanction de cet ordre est d'autant plus nécessaire que la liberté du choix du médecin par un accidenté n'est trop souvent qu'une liberté fictive, trop souvent il obéit simplement à une suggestion extérieure intensive. On fait luire à ses yeux l'appât d'un gain facile et sans risque moyennant certaines connivences dont il ne saisit pas le côté délictueux.

Une fois dans les filets, ceux dont il est devenu

la proie tirent de lui tout le rendement qu'il est possible d'en tirer. L'affaire terminée, le malheureux accidenté s'aperçoit, souvent trop tard, qu'il a sa part dans l'exploitation dont il croyait son patron devoir être la seule victime (1).

Je ne veux pas m'attarder à enfoncer des portes ouvertes, car l'opinion commence à être fixée sur toutes les variétés d'agissements illicites enfantés par la loi sur les accidents.

L'important est le remède à ce mal. Où le trouver ailleurs que dans le mode d'application du tarif?

Ce qui est dangereux n'est pas l'élévation plus ou moins grande du prix de chaque intervention, c'est l'abus illimité qu'on peut faire du nombre et de la qualité des interventions. On peut dire que la loi sur les accidents, telle qu'elle fonctionne actuellement, est un admirable champ d'investigation où d'audacieux prospecteurs ont découvert d'intarissables mines d'or.

Quand l'accidenté se soumet volontairement aux soins du médecin de son patron, le règlement des frais se fait librement entre le patron et le médecin,

(1) Actuellement l'accidenté touche une part dans les bénéfices, son entraînement est bien plus facile, il devient même entraîneur.

sans qu'ils soient liés par le tarif; l'intervention judiciaire n'a de raison d'être que pour la fixation du taux d'incapacité.

Quand le médecin traitant n'est pas celui du patron, la porte est largement ouverte à toutes les contestations.

C'est le retentissement de ces contestations qui jette sur le corps médical une suspicion imméritée.

En approfondissant davantage ces questions si complexes et épineuses je craindrais que mes tendances confraternelles parussent vous faire douter de mon impartialité. C'est déjà trop pour moi d'être obligé de reconnaître que parmi mes confrères, il en est d'indignes. Heureusement le nombre en est moins grand que l'explosion d'indignation qu'ils soulèvent pourrait le faire croire.

D'ailleurs, vous le savez et nous l'avons assez répété ensemble :

Pas de groupement humain sans brebis galeuses.

SECOURS ET SOINS
AUX ACCIDENTÉS DU TRAVAIL

Lecture faite devant l'Association française des Assurances sociales (commission des Accidents du travail séance du 16 mai 1908).

Messieurs,

Il m'a semblé que jusqu'ici les discussions relatives à l'intervention du médecin prenaient un peu partout l'allure d'une lutte entre adversaires, l'un demandant plus, l'autre offrant moins, et s'accusant réciproquement de vouloir pratiquer l'art de vivre aux dépens des autres.

Je m'abstiendrai de toute polémique et n'envisagerai la question qu'au seul point vue du prompt rétablissement de la santé de l'accidenté, même malgré lui, puisque le cas existe, Pour moi tous les autres intérêts sont de second plan.

Je ne m'écarterai pas plus aujourd'hui de ce but que je ne l'ai fait dans notre séance du 14 mars dernier (1).

(1) Voir page 55.

Je vous dirai tout d'abord qu'il est une notion dont on ne tient pas assez compte, c'est la suivante :

Tout accidenté passe par deux phases très distinctes : Celle qui précède et celle qui suit l'arrivée du médecin.

Dans la première le hasard joue un rôle déconcertant, dans la seconde tout est subordonné aux règles de la pratique médicale.

Pour mieux caractériser ces deux phases, j'appellerai la première : phase dangereuse ; la seconde : phase curative.

Dans la première la porte reste ouverte à tous les germes infectieux, dans la seconde le médecin dès son arrivée doit fermer toute porte d'entrée après s'être assuré qu'il n'enferme pas le loup dans la bergerie.

Il est facile de voir que la première phase comprend l'avenir de la seconde et impossible de n'en pas saisir l'importance primordiale.

On doit donc, en toute circonstance et par tout moyen utile, s'efforcer d'en abréger la durée, d'en supprimer ou, au moins, d'en atténuer les dangers.

Il faudrait, en un mot, ne jamais se laisser prendre au dépourvu par l'imprévu.

C'est le but visé par toutes les organisations dites de : « Prompt secours ». On en trouve d'excellents modèles dans les grands centres urbains, les grandes usines, grands ateliers, chantiers, gares et autres lieux de concentration. Mais est-il possible d'en installer d'équivalentes partout, loin des centres, en pleine campagne ?

Avant de répondre à la question, et pour bien faire ressortir les éléments du problème, il nous suffira d'un exemple tiré des innombrables occurrences.

A sept ou huit kilomètres d'un chef-lieu d'arrondissement, dont je parcours souvent les alentours à la recherche des champignons qui y abondent, un coteau assez élevé est couvert d'un bois où se trouve, non loin de la lisière, un rendez-vous de chasse dont la toiture nécessita une réparation. Un ouvrier couvreur y fut envoyé. Il répare le toit sans accident. Mais en sa qualité de couvreur, son risque spécial est la chute d'un lieu élevé, c'est-à-dire qu'il est plus spécialement exposé à se casser la tête ou les membres. S'il s'était cassé l'extrémité inférieure du radius il pouvait, à la rigueur, rentrer à pied. S'il s'était cassé l'extrémité inférieure du péroné on pouvait le ramener chez lui sans grand danger. S'il s'était cassé la jambe avec issue du tibia à travers la peau déchirée la situation était tout autre.

Il restait sur place jusqu'à l'arrivée des gens requis au hameau du bas de la côte; il était relevé, puis descendu tant bien que mal, plutôt mal que bien, par un chemin étroit, rocailleux, abrupt. En bas un nouveau danger l'attend, celui de recevoir des soins empressés, mais mal éclairés, dans un hameau où l'eau est tirée d'un puits à ciel ouvert voisinant avec des mares dont l'eau vaseuse simule le purin et ne laisse vivre la moindre lentille d'eau; l'intérieur des habitations n'est pas beaucoup plus rassurant.

Au lieu de courir à la recherche du médecin et d'attendre sa venue (affaire de quelques heures), le mieux est de placer le blessé dans une charrette sur un matelas, de le conduire à la ville en lui évitant les cahots, et de le mener directement à l'hôpital où dès son entrée on le mettra en état d'attendre avec beaucoup moins de danger la venue du médecin qu'il reste à prévenir.

Tout chef-lieu d'arrondissement est pourvu de

moyens de secours contre l'incendie, pourquoi n'y joindrait-on pas un moyen de transport (automobile si possible) permettant de mener rapidement, sur appel téléphonique, au lieu même de l'accident, un médecin ou en son absence un infirmier qualifié, muni du matériel nécessaire à l'administration des premiers soins contre l'hémorragie et l'infection, puis d'un bon couchage pour le retour du blessé, qu'on ramènerait sans délai à l'endroit où commencera pour lui la période curative dans des conditions autrement rassurantes pour l'avenir, et moins douloureuses pour le présent.

A défaut d'une organisation de cet ordre, si notre couvreur à la fracture hypothétique était porteur d'un pansement individuel semblable ou identique à ceux de l'armée et des compagnies de chemins de fer, il pouvait traverser sans autant de risques le hameau aux eaux impures.

Cet exemple, ou plutôt ce schéma, que l'on pourrait multiplier et varier à l'infini, suffit à lui seul pour démontrer la nécessité d'organisations diverses suivant les lieux, mais concourant partout au même but : la préservation de tout accidenté contre les redoutables complications originaires de la période dangereuse et pouvant compromettre la période curative. Le prompt secours bien organisé peut sauver la vie, sauver un membre, réduire au minimum l'infirmité fatalement inhérente à tel ou tel mode de blessure, et par là même atténuer largement les conséquences financières que les compagnies d'assurances sentent devenir chaque jour plus pesantes.

Créer un réseau de prompts secours étalé sur toute la France n'est pas œuvre facile, mais, comme l'a fait justement remarquer notre honoré Président M. Cheysson, avec le concours simultané des communes, des compagnies et des œuvres de bienfaisance privée, on peut surmonter bien des obstacles.

Je crois en avoir assez dit pour attirer suffisamment votre attention sur l'extrême importance de la période que je qualifie dangereuse.

J'examinerai maintenant la période curative. Elle commence avec l'apparition du médecin à qui incombera le traitement du blessé, et qui n'est pas fatalement le médecin du premier appel. Cette distinction est nécessaire.

En effet, en cas d'accident, on court au plus pressé, on saisit le médecin qui passe, on amène le premier médecin qu'on trouve chez lui, ce qui n'empêche pas toujours les médecins mandés en leur absence d'arriver à leur tour. Ils ne peuvent faire qu'un pansement d'attente, dont ils n'ont pas toujours les éléments sous la main, et mettre seulement le blessé dans les meilleures conditions de transport au lieu où le traitement pourra être entrepris à tête reposée et avec toutes les ressources voulues.

Cette première intervention d'urgence ne donne pas au médecin un titre de possession de client; celui-ci, de par la loi, reste libre de son choix, et s'il s'adresse à un médecin en ville ou à l'hôpital, le premier médecin n'a droit qu'à un honoraire, non soumis au tarif, qui est à la charge de celui qui l'a mandé.

Je n'ai pas à revenir sur ce que j'ai eu l'honneur de vous dire à propos du choix du médecin. Ce que je voudrais aujourd'hui, c'est, devant l'extraordinaire complexité des faits justiciables de la loi sur les accidents du travail, vous bien faire sentir la difficulté, pour ne pas dire l'impossibilité, de réunir dans un cadre commun même des faits qui, à première vue, sembleraient pouvoir y tenir.

La durée de l'intervention thérapeutique obligatoire, jusqu'à la consolidation, pour employer le terme consacré, n'est pas dans un rapport nécessaire et constant avec l'importance du traumatisme.

Tel accidenté obligé de garder le lit reprendra son travail avant tel autre qui n'était même pas tenu de garder la chambre.

Un blessé peut être traité sans danger à domicile, même en y gardant le lit ; pour un autre l'hospitalisation s'imposera. De deux blessures en apparence identiques et soignées de même, l'une guérira bien avant l'autre, la valeur réparatrice de deux organismes peut en effet présenter des écarts considérables.

Quand un ébéniste veut assembler deux pièces, si la colle ne prend pas, c'est sa faute ; quand le chirurgien a mis et maintenu en parfait contact les deux bouts d'un os cassé, si la colle ne prend pas, elle est mauvaise, et c'est la faute du blessé, seul fournisseur ; si la chaux dont on le bourre reste inactive, il est encore une ressource qui compte des succès, le traitement spécifique dont la réussite prouve que la colle était franchement avariée, mais on a le devoir de se taire ; d'ailleurs cela ne compterait pas plus en justice que toute autre tare constitutionnelle ou infectieuse avouable ou non avouable préexistant à un accident, c'est au patron à n'avoir qu'un personnel sain. Mais cela compte fort dans le pronostic de toute blessure de catégorie quelconque, et ce n'est pas tout.

Trop souvent, à date variable plus ou moins proche de celle de l'accident, on voit poindre, croître et proliférer certains phénomènes purement subjectifs qu'on ne tarde pas à qualifier de neurasthénie traumatique, hystérie traumatique, hystéro-neurasthénie traumatique et qu'on englobe sous le vocable unique : névrose traumatique, terme plus compréhensif.

Ces troubles ont ceci de particulier qu'il suffit de les chercher minutieusement pour les faire naître et grandir, que plus on les étudie sur un même sujet, plus on les entretient, plus on les développe, et ce qui frappe davantage, c'est leur disparition presque magique lorsque toutes les incertitudes sur le quantum compensateur sont enfin définitivement levées.

Les hommes les plus compétents en neurologie sont souvent fort embarrassés pour affirmer la réalité de la névrose qui est soumise à leur examen, pour mesurer la part de l'exagération, pour dire en cas de simulation vérifiée si la simulation est consciente ou inconsciente.

On reproche au médecin (en généralisant à tort le reproche) l'abus des interventions.

Il est certain qu'une plaie simple bien désinfectée peut guérir rapidement sous un ou deux pansements, à la condition d'être soustraite sûrement à la fois au contact des germes infectieux et à celui des antiseptiques toujours irritants, résultat facile à obtenir avec un pansement parfaitement aseptique.

Je n'ai pas besoin d'entrer dans les détails. Mais toutes les plaies ne sont pas simples, les plaies contuses se compliquent de décollements plus ou moins étendus, de broiement de tissus qui, mortifiés, devront être éliminés en partie par un travail lent de cicatrisation, accompagné de suintements qui souillent les pansements, en nécessitent le renouvellement, avec nouveaux recours aux antiseptiques et lavages plus ou moins abondants; ils entraînent forcément une partie des matériaux de réparation sur le point d'être fixés, réparation encore bien fragile, d'où retard de consolidation.

Si la plaie communique avec une grande cavité, on peut être obligé de recourir à la trépanation, à des résections de côtes, à des laparotomies suivies ou non de sutures intestinales, à des interventions délicates sur les voies urinaires, sans compter les amputations, résections, sutures osseuses, énucléation d'un œil et autres interventions spéciales; chaque cas a ses indications particulières que le médecin doit poser et remplir selon sa science et sa conscience, avec une sagacité qui est toujours personnelle.

En laissant de côté tout ce qui, dans l'intervention du médecin, pourrait être justiciable du Code pénal, on voit que la tâche du médecin digne de ce nom, celui qui, fidèle au serment d'Hippocrate, se fait le constant devoir « de s'abstenir de tout mal et de toute injustice», que sa tâche, dis-je, est souvent extrêmement lourde et difficile, et que sa sagacité, sa probité doivent être à la hauteur de sa tâche.

. . .

Si le diplôme donne à tous les médecins des droits professionnels égaux, il n'a pas la vertu de rendre égale la confiance qu'ils inspirent, et comme il n'y a pas de loi qui puisse imposer la confiance, le libre choix s'impose.

Je ne reviendrai pas sur ce que j'ai dit à ce

sujet, je crois avoir démontré que l'intérêt le plus certain de l'accidenté était en principe de suivre le choix du patron, je dis en principe, car le choix d'un patron peut parfois involontairement, et malheureusement pour lui, ne pas être le meilleur.

Pour les accidentés qui s'abandonnent au choix du patron, comment celui-ci devra-t-il se comporter dans ce choix ?

Nous avons vu que dans les grandes entreprises le prompt secours était bien organisé; il peut en être de même pour l'administration des soins consécutifs.

Quant aux patrons qui manquent de ressources pour satisfaire aux exigences de pareilles organisations, c'est aux Compagnies d'assurances qu'il appartient de s'en charger pour eux. Les Compagnies ne sont pas moins intéressées à la prompte et définitive guérison de l'accidenté.

Comment peuvent-elles obtenir le plus sûrement possible ce résultat ? Voilà le problème dont elles cherchent la meilleure solution et où j'ai à donner mon avis.

Revenons, si vous le voulez bien, à mon couvreur qui ne s'est rien cassé, mais qui aurait pu se casser un membre. J'avais envisagé trois cas possibles.

Dans le premier cas il conservait l'usage de ses jambes, il pouvait donc se rendre au domicile du médecin autant de fois qu'il était nécessaire.

Dans le second cas il pouvait à la rigueur être soigné à domicile, mais le médecin devait l'y aller soigner.

Dans le troisième il devait être hospitalisé dans un établissement dûment organisé en vue d'un traitement sérieux.

Dans les deux premiers cas, s'il était célibataire vivant seul, il était nécessaire de lui donner un asile où trouver l'aide indispensable pendant la durée d'impotence du bras ou de la jambe. Dans le troisième cas l'hôpital de la ville était le seul lieu de traitement possible, et la gravité de la blessure comportait l'admission d'urgence; par suite, le choix du médecin chargé du service de chirurgie s'imposait, sans autres conditions que la soumission au règlement particulier dudit hôpital.

Pour les deux premiers cas le choix restait libre entre les six médecins de l'endroit, tous parfaitement honorables et instruits, ne différant que par le tempérament, je puis le dire, car, dans mes séjours, je n'ai jamais refusé à chacun d'eux d'aller ranimer la confiance de ceux de leurs clients auxquels la médecine n'avait plus que le soulagement et la consolation à offrir; je les connais donc bien et ne les crois pas capables des abus que l'on peut reprocher à certains médecins, plutôt des grands centres, qui lient partie avec des rabatteurs.

Dans l'hypothèse où mon couvreur n'aurait eu d'autre gêne que la privation momentanée de l'usage d'un bras ou d'une jambe, le concours permanent d'un bon voisin, à défaut de cohabitant, lui devenait indispensable, d'où une source de frais, à la vérité remboursables, mais seulement dans le cas où, faute de place à l'hôpital, il eût dû attendre, pour y être mis en subsistance, le départ de quelque convalescent dont l'exeat fût sans aucun danger.

Dans cette région que je fréquente, dépourvue d'établissements industriels, habitée par des vignerons et des cultivateurs, les accidents du travail sont assez rares pour que les Compagnies d'assurances n'aient aucune raison de songer à une organisation spéciale, distincte, coûteuse; l'hôpital existant suffit. Il peut servir de dispensaire pour les blessés ou les malades résidant en ville.

Ce qui manque, c'est un service de « Prompt Secours », je vous l'ai dit.

Messieurs, je viens de vous fournir une donnée basée sur un exemple concret, vouloir la généraliser sans examen serait dangereux.

Il faudrait savoir comment les choses peuvent se passer ailleurs ; on ne peut le savoir que par des enquêtes sérieuses auprès d'autorités compétentes, comme les présidents et secrétaires des services d'assistance publique et privée, ceux des sociétés médicales affiliées ou non à l'Association générale des médecins de France, à la condition d'être animés de part et d'autre du désir de s'entendre pour le bien commun.

C'est le seul moyen d'aboutir à des organisations qui puissent offrir dans chaque contrée toute garantie à l'ouvrier blessé, l'encourager par libre persuasion à accepter les soins d'une organisation, adaptée aux mœurs et conditions locales, offerte par le patron.

Vouloir créer une organisation systématiquement uniforme, sans élasticité, c'est courir au-devant de l'échec.

On sait que toute moyenne peut ne concorder avec aucun des éléments d'où elle est tirée.

Il est non moins utile de ne jamais oublier que dans la pratique médicale on ne rencontre que des cas particuliers. S'il s'en trouve de comparables, il n'en est pas deux identiques.

SUR L'ESTIMATION DE L'INVALIDITÉ
APRÈS LES ACCIDENTS DU TRAVAIL

Rapport fait au Congrès International des Accidents du travail et des Assurances sociales, VIIe session, Vienne, 17 au 23 septembre 1905.

La grande difficulté de l'application de toute loi sur les accidents du travail sera toujours la détermination du degré d'invalidité consécutive à un accident.

Si le médecin est seul compétent pour déterminer la nature et le degré d'une infirmité, ainsi que sa relation réelle avec l'accident en cause, il n'en est plus de même quand il s'agit d'établir dans quelle mesure l'infirmité dûment constatée a réduit le salaire possible de l'infirme, salaire dont le chiffre est le seul indice tangible de la capacité de travail.

Si l'incapacité n'est pas absolue, l'appréciation pu médecin ne vaudra que si elle s'appuie sur celle d'un homme de métier, dont, à son tour, l'appréciation ne vaudra elle-même que si elle repose sur une expérience effective.

Le problème ainsi posé, on voit combien il est difficile à résoudre.

Sans sortir des limites de sa compétence, le médecin se trouve sans cesse aux prises avec les difficultés qu'il ne parvient pas toujours à surmonter à son entière satisfaction.

Dans les cas en apparence les plus simples de guérison sans infirmité, il a souvent beaucoup de peine à fixer le moment où la reprise du travail est devenue possible.

Le plein salaire maintenu pendant la durée de l'incapacité par certains patrons, augmenté fréquemment de l'indemnité de maladie versée par une ou même plusieurs sociétés de secours mutuels, est un moyen peu propre à encourager la reprise du travail, reprise qui apparaît alors comme la fin d'un bien-être dont il serait plus agréable de prolonger la durée.

S'il s'agit d'invalidité à compenser par une rente, c'est vers l'avenir que se tourne la pensée anxieuse de son futur titulaire.

Rarement insensible aux plaintes qu'on lui

exprime, le médecin n'est retenu que par la crainte de se tromper; la justesse de son appréciation peut se ressentir d'une hésitation si légitime.

D'autre part, se sent-il toujours en droit d'affirmer qu'une invalidité bien constatée ne subira pas d'atténuation, soit avec le temps, soit par suite d'une adaptation fonctionnelle nouvelle et progressive ? Ou bien, au contraire, n'ira-t-elle pas s'aggravant sous l'action de l'âge et de la maladie?

Difficile est de raisonner sur le présent, combien plus conjectural de raisonner sur l'avenir, combien élastique alors la précision qu'on attend du médecin!!

Il lui faut encore voir clair dans le passé. Des crises d'épilepsie, d'hystérie ou autres signalées après un accident, ne sont-elles, parfois, qu'un épisode d'une névrose ancienne, invétérée, qu'on laisse volontairement ignorer au médecin?

Des experts concluent à une perte d'acuité visuelle par lésions consécutives à un accident. L'un des experts, mû par un vague souvenir, fouille dans ses recueils d'observations et découvre que, plusieurs années avant l'accident, le plaignant avait reçu ses soins pour ces mêmes lésions qu'il avait eu la hardiesse de proclamer récentes devant le médecin même qui l'avait autrefois soigné.

Il ne suffit pas que le médecin ait prouvé la réalité d'une invalidité et sa relation directe avec l'accident incriminé, on lui demande encore de fixer numériquement la valeur de cette invalidité. Le sujet que vous venez d'examiner gagnait cent francs en un temps donné, combien peut-il gagner actuellement dans le même temps de travail? Est-ce cinquante francs, quarante francs? En d'autres termes, sa capacité de travail est-elle réduite de cinquante ou de soixante pour cent?

Eh bien! la compétence du médecin cesse d'être entière quand il s'agit de répondre à cette question qui est la question dominante; tous les examens et enquêtes qui ont précédé n'ont en effet d'autre but que de rassembler les éléments de la réponse. Dès que le magistrat, après avoir réuni et pesé tous ces éléments, aura fixé les termes de cette réponse, l'application de la loi se fera automatiquement.

Je dis que la compétence du médecin n'est pas entière, exception faite, bien entendu, des cas où l'invalidité est tellement complète, absolue qu'elle ne puisse faire aucun doute pour personne. Mais qu'il s'agisse, par exemple, d'un blessé ayant subi une résection du genou; quand le médecin a certifié qu'il y a inflexibilité irrémédiable par soudure entre le fémur et le tibia, puis claudication par raccourcissement proportionnel à la longueur des parties osseuses enlevées, qu'en peut-il conclure relativement au salaire auquel cet invalide peut légitimement prétendre? Absolument rien.

En sa qualité de médecin, il ignore les aptitudes professionnelles similaires ou autres de la victime. Seuls, ses chefs directs savent quel travail ils peuvent lui confier ou lui conseiller d'entreprendre.

Dans un milieu comme celui de la Compagnie du Nord, où plus de 45.000 agents sont répartis dans des emplois des plus divers, actifs ou sédentaires, les exposant aux accidents de tout genre, les médecins conseillent tantôt un travail plus doux, tantôt un changement d'emploi, mais ils ne sauraient définir ni le travail ni l'emploi sans entente préalable avec le chef de service du blessé, seul au courant des qualités professionnelles de ses subordonnés.

Le médecin ne peut se flatter d'avoir des connaissances techniques équivalentes à celles de tant de chefs de service dont les attributions sont si différentes, si variées, si spéciales. Aussi ne demande-t-on jamais aux médecins de la Compagnie de fixer un quantum d'incapacité dont l'appréciation, comme il est facile de le comprendre, dépend pour une large part d'éléments autres que les constatations médicales.

Cette règle si judicieuse ne s'impose-t-elle pas aux experts?

Ne sont-ils pas moralement tenus de s'éclairer auprès de personnes compétentes en matière de travail industriel, avant de fixer l'incapacité par un chiffre?

Ils ont ce droit en vertu même du jugement qui les charge de l'expertise, mais il me semble bien qu'ils usent rarement de ce droit quand l'adjonction d'un expert non médecin n'a pas été expressément ordonnée par le tribunal.

Privés d'une ressource aussi indispensable, que font les experts? Ils se tirent d'embarras et assurent le repos de leur conscience au moyen de tableaux, sorte de barèmes, où chaque infirmité, chaque mutilation entraînant invalidité est tarifée en centièmes de la capacité supposée normale avec certaine tolérance en deçà et au delà.

On a même dressé des tarifs spéciaux à tel ou tel groupe de professions jugées similaires, sans savoir si un invalide n'aurait pas quelquefois bénéfice à quitter son groupe pour chercher du travail dans un autre.

La logique voudrait que chaque profession eût son barème propre portant la liste des infirmités compatibles et des infirmités incompatibles avec son exercice, visant les degrés non seulement d'aptitude physique, mais même d'aptitude intellectuelle. Autant vaudrait chercher la quadrature du cercle.

Au cours de ma carrière chirurgicale, je n'ai cessé de répéter que tout blessé, tout malade soumis à l'investigation du médecin, le place devant un problème qui diffère de tous ceux qu'il a eu et qu'il aura à résoudre. Cette formule s'applique de tous points aux problèmes que soulève l'estimation de l'invalidité.

Un manœuvre intelligent et non dépourvu d'instruction est placé dans un bureau après une amputation de jambe; il parvient graduellement à un chiffre d'appointements supérieur à celui du salaire maximum de son premier emploi. Que peut faire un malheureux charretier inculte privé d'une jambe, sinon mendier peut-être? Une ouvrière rattacheuse dans une filature a le petit doigt enlevé : après guérison, elle n'a plus à songer à la préservation de ce doigt absent, son travail ainsi facilité devient plus rémunérateur.

Le chapitre des névroses traumatiques est loin d'être le moins nébuleux. Où trouver le critérium de leur pérennité quand on les voit souvent guérir, malgré l'avis contraire, dès qu'il n'y a plus à revenir sur leur compte ? Que dire en présence de crises épileptiques ou épileptiformes auxquelles leur fréquence et leur imprévu donnent la valeur d'une incapacité absolue, malgré l'intégrité fonctionnelle en dehors des crises ? Toutes les portes se ferment devant le malheureux qui en donne le spectacle. Comment les rattacher avec évidence à un traumatisme, quand la recherche des antécédents se complique de la question du secret professionnel ?

Que dire aussi des invalidités facilement curables par une opération souvent simple, à laquelle l'intéressé ne donnera un consentement nécessaire qu'après règlement de la rente sur laquelle il compte, en raison de la permanence certaine de son invalidité, s'il n'y est porté remède ?

Dans quelle mesure encore faut-il tenir compte de ces difformités de la face qui, sans compromettre la valeur ouvrière, peuvent empêcher tout travail en commun pour la risée ou le dégoût qu'elles provoquent ?

De l'infinie diversité des faits visés par la loi comment dégager des formules qui, les englobant tous, permettraient en même temps d'assigner à chacun d'eux sa place naturelle sur la liste des compensations ?

Ces difficultés, je dirais volontiers ces impossibilités, sautent aux yeux de quiconque est mis aux prises avec elles et doit les surmonter, le médecin le premier, car sur lui repose la plus lourde part de responsabilité dans l'application qui sera faite de la loi.

Il peut, en toute conviction, décrire un état, dire son évolution probable, mais sa conscience est mise à rude épreuve quand on lui demande une précision, impossible sans la possession d'une commune mesure encore à trouver et qu'il ne semble pas qu'on puisse jamais trouver.

Dans son précieux *Manuel de conciliation*, Monsieur Duchauffour, juge au tribunal de la Seine, et dont la compétence est si notoire, a dressé un tableau portant « évaluation du degré d'invalidité résultant des diverses lésions d'après les conciliations intervenues au tribunal civil de la

Seine en 1902-1903 ». En cinq colonnes on y trouve classés méthodiquement plus d'un millier de faits : 1° Nature des lésions. 2° Profession. 3° Réduction professionnelle. 4° Rente allouée. 5° Capital de rachat.

A ce tableau et à ceux du même genre qu'on rencontre dans les traités spéciaux il manque un élément essentiel, que j'appellerais le critérium du « bien jugé ». Ce critérium c'est l'histoire de la victime dans la période post-judiciaire. Cette histoire dirait si la période en question a évolué conformément aux prévisions de l'expertise qui avait servi de base à la décision des juges, dont l'impartialité reste hors de doute. A défaut de conformité elle pourrait fournir sur le degré et la cause de l'erreur des renseignements propres à en éviter le retour.

Une bonne statistique du « devenu » des indemnisés, éclairerait comme un phare les écueils semés sur le chemin des experts en quête de la vérité, qu'elle leur permettrait d'entrevoir de plus près, s'il est dit qu'on ne puisse l'atteindre.

Est-il possible d'établir une statistique de ce genre ? On en conçoit mieux les difficultés que la possibilité.

Il semble tout d'abord qu'on doive exclure les invalides dont la rente a été capitalisée. Comment ne pas les perdre de vue à bref délai?

Quant aux autres, ceux qui touchent périodiquement leur rente sur présentation d'un certificat de vie, comment les suivre dans leur existence s'ils ne sont pas tenus par une obligation de séjour?

Ils vont bien toucher leur rente chez le percepteur, receveur ou trésorier le plus proche du lieu qu'ils sont venus habiter; mais l'agent du fisc n'a rien à voir au delà du certificat de vie dont la présentation leur est nécessaire. L'agent officiel qui délivre ce certificat n'a pas à s'enquérir de l'état de santé. Ce rôle appartient au médecin, qui se retranche derrière le secret professionnel.

Pour être suffisamment éclairé sur le mode d'existence de l'invalide renté, il faudrait des agences d'informations que seules les compagnies d'assurances me semblent capables d'organiser. Ont-elles intérêt à l'entreprendre largement, serait-ce pour elles une augmentation de charges sans compensation suffisante? Je ne saurais le dire. L'intérêt scientifique n'est pas douteux; l'intérêt financier, qui me semble probable, ne deviendrait appréciable qu'avec le temps.

Pour me résumer et conclure je dirai :

Le médecin seul a qualité pour dire la réalité, la nature et le degré d'une infirmité ; il n'a pas compétence suffisante pour en déterminer numériquement l'importance professionnelle, sauf les cas où l'invalidité est absolue ou nulle.

Une même infirmité chez deux individus différents n'entraînant pas nécessairement la même invalidité, tout barème basé sur la nature de l'infirmité est illusoire.

Il ne semble pas possible de dresser des tables contenant toutes les variétés d'infirmités et prévoyant toutes les graduations d'aptitude au salaire restée possible pour chacune de ces variétés d'infirmité.

Les tables énumérant méthodiquement les chiffres des rentes allouées en regard des invalidités jugées tendent à établir des précédents qui, peu à peu, deviendront des règles; mais il y manque un critérium indispensable : la comparaison des suites réelles après jugement, avec les suites probables avant jugement. Connaissant ainsi la somme des erreurs et leurs causes, on aurait de plus grandes chances de les éviter à l'avenir.

L'établissement de tables aussi complètes n'est peut-être pas d'une difficulté insurmontable; il semble que les compagnies d'assurances puissent seules mener à bien un semblable travail.

HYGIÈNE

DES TRANSPORTS EN COMMUN

Rapport fait au XIe *Congrès d'Hygiène et de Démographie, tenu à Bruxelles en 1903.*

Première question. — *Organisation de la propagande hygiénique et de la lutte contre les maladies transmissibles dans le personnel actif des chemins de fer.*

MESSIEURS,

Le comité d'organisation du Congrès, dont je m'efforcerai de justifier la confiance, m'a fait le grand honneur de me charger d'un rapport ayant pour but de donner une base précise à la discussion d'une question inscrite au programme de la 5e section, section d'hygiène des transports en commun, et d'ajouter au rapport un exposé de mes vues personnelles.

Cette question est la suivante :

Organisation de la propagande hygiénique et spécialement de la lutte contre les maladies transmissibles dans le personnel actif des chemins de fer.

Ainsi limitée au personnel actif, la question n'a

pas de contours aussi nets qu'il semblerait, on ne saurait les tracer sans hésitation.

Tout d'abord, elle implique l'exclusion du personnel des bureaux et du personnel des ateliers. Tout ce qui concerne leur hygiène rentre dans les attributions de la 4e et de la 6e sections du Congrès.

L'administration centrale ainsi mise à part, il reste un chiffre imposant de fonctionnaires, employés et agents répartis en groupes dont la nomenclature, sans être identique, ne diffère pas sensiblement d'une compagnie à l'autre, car le travail est en réalité le même. Ce que l'on peut dire d'une compagnie s'applique donc aisément aux autres, et vous comprendrez que je m'appuie sur ce qui se passe à la Compagnie du Nord, où je suis à la source de renseignements directs en raison des fonctions que j'y remplis; mais, grâce au concours amical de mes collègues, les médecins en chef des autres compagnies françaises, il me sera facile de généraliser, disposant ainsi de la plus grande somme des éléments d'appréciation.

Il y a en principe (en fait à la Compagnie du Nord) trois grands services où se répartit le personnel actif. Le premier, l'exploitation, produit les bénéfices; les deux autres y contribuent : l'un, le deuxième, matériel et traction, en lui fournissant les moyens de transport; l'autre, le troisième, travaux et surveillance, en lui fournissant la voie, entretenue et surveillée.

Chacun de ces trois grands services a ses bureaux et ses ateliers dont nous passons le personnel sous silence. Les autres agents, les seuls sur la situation desquels nous sommes appelés à délibérer, appartiennent à des catégories d'emplois qui non seulement diffèrent d'un grand service à l'autre, mais sont également fort dissemblables dans un même grand service. En effet, dans chacun, il y a des agents sédentaires et des agents ambulants, et ces deux ordres d'agents sont l'un et l'autre d'une complexité troublante.

Comment organiser efficacement une propagande hygiénique et une lutte contre les maladies transmissibles dans un personnel si nombreux, si divers, et en partie si mobile? Avant de répondre voyons ce que l'on fait, c'est le meilleur moyen de savoir ce qu'il reste à faire. L'expérience seule peut nous instruire, et la seule expérience efficace est celle qui vient du contact avec la réalité, comme l'a dit un illustre historien (1).

(1) HANOTAUX, *Histoire de la France contemporaine.* (Introduct.)

Tout d'abord, il nous faut constater qu'en son ensemble, ce personnel, qui pour une même compagnie se chiffre par des dizaines de mille unités, a une activité incessante. Cette activité oscille dans des limites régulières, mais ne s'arrête jamais; il n'y a de chômage dans aucune des parties.

Vouloir rassembler dans un même lieu et au même moment un groupe de même emploi à l'effet de lui faire entendre une conférence sur l'hygiène qui lui est spéciale, serait un projet irréalisable.

Pour exercer au moyen de conférences l'unité d'impression nécessaire sur des auditeurs de même ordre, il serait indispensable qu'un même conférencier se transportât successivement de l'un à l'autre des principaux centres du réseau et donnât dans chacun d'eux un nombre suffisant d'auditions obligatoires pour le personnel visé. Ces tournées de conférences devraient être renouvelées dans la mesure du renouvellement du personnel, renouvellement commandé à la fois par le nombre des mises à la retraite, des démissions, des révocations, des créations d'emplois.

J'ai dit : auditions obligatoires, mais l'obligation

suppose une sanction ; évidemment elle ne saurait être pénale, il s'agit alors d'une sanction rémunératrice. Sous quelle forme ? Dans quelle mesure ? Il ne m'appartient pas de le dire.

Vous seriez fort étonnés si je vous disais qu'il a été organisé un mode de propagande méthodique analogue. Non seulement on n'a pas tenté de l'organiser, mais je crois inutile de le tenter. Nos efforts, pour aboutir, doivent être aiguillés sur une autre voie.

Sur tous les points du territoire français, sous l'égide et aux frais de ligues organisées, il a bien été fait à des auditoires mixtes, quelquefois plus particulièrement composés d'agents de chemins de fer, des conférences par des orateurs choisis, tous d'un zèle, d'un talent, d'une compétence indiscutables. Ils ont su semer la terreur de l'alcoolisme et de la tuberculose; cette terreur il faut l'étendre, puis l'entretenir, sinon l'indifférence revient au galop. Ce qui nous incombe est de trouver suivant quelle règle les compagnies de chemins de fer pourront le mieux parvenir à graver dans l'esprit de leur personnel actif cette idée féconde : la crainte *éclairée* du microbe est le commencement de la sagesse.

Si les conférences peuvent y aider, il est évident qu'elles ne sauraient suffire pour atteindre efficacement le personnel entier ; ce qu'il faut, c'est viser individuellement chaque agent.

A cet effet, les compagnies ont eu recours à l'affichage et à la distribution de notices imprimées.

L'affiche trouve sa raison d'être dans les bureaux et les ateliers où elle demeure constamment sous les yeux des agents. Elle est également à sa place dans les dortoirs et les réfectoires destinés aux agents ambulants, quand leur service les retient loin de leur domicile. Partout ailleurs, les affiches exposées aux injures du temps ont besoin d'être renouvelées fréquemment ; celles que nous voudrions voir en bonne évidence sont fatalement perdues au milieu d'autres affiches concernant les horaires, la police des chemins de fer, les produits commerciaux, etc. ; elles n'arrêtent pas suffisamment le regard, leur efficacité reste douteuse et certainement limitée.

Il n'en est pas de même des notices imprimées, mais encore à certaines conditions. Il faut qu'à toute réquisition, l'agent puisse justifier de la possession de la notice et de la connaissance de son contenu. Les notices actuelles, tirées à part, sont

BIBLIOTHÈQUE NATIONALE R.F.

perdues de vue. Si l'on voulait faire le recensement des agents qui les possèdent encore, on trouverait certainement leur nombre bien restreint. Parmi les détenteurs, combien se souviendraient de ce qu'ils y ont lu, si toutefois ils se sont donné la peine de les lire?

Il serait facile qu'il en fût autrement.

Tout agent est possesseur d'un livret relatif à sa fonction; s'il le perd il est tenu de le faire remplacer ; on puise à la réserve. De plus, le chef de service doit s'assurer souvent que son subordonné connaît à fond chacun des articles de son livret.

Si les instructions relatives à l'hygiène et à la préservation étaient annexées à ce livret, elles seraient vite et sûrement propagées à tout le personnel actif, avec cet avantage qu'à des instructions d'ordre général on en pourrait joindre de spéciales aux groupes d'emplois, et que, je le répète, les agents seraient tenus de prouver à toute réquisition qu'ils en ont pris et gardé connaissance.

La valeur pratique de ce mécanisme de propagande me paraissant indiscutable, j'aborde l'objet de la propagande : hygiène, et plus spécialement lutte contre les maladies transmissibles, car le succès de la propagande dépendra pour beaucoup de la manière dont la notice sera rédigée.

Tout d'abord, il ne faut cesser de tenir compte du degré d'instruction de ceux que nous nous donnons la mission de convaincre, et du fait trop certain que l'intérêt est le plus puissant des mobiles. C'est à l'instinct inné de leur conservation bien plus qu'au sentiment élevé de la solidarité qu'il faut nous adresser. Il faut les amener à être bien persuadés que la propreté et la sobriété les maintiendront en bonne santé et qu'ils conserveront cette bonne santé si ceux qui pourraient leur transmettre leur maladie étaient mis dans l'impossibilité de le faire.

Me réservant de vous soumettre un projet à la suite de ce rapport, je me contente d'en tracer le plan comme base à nos discussions.

Il y aura donc deux parties, l'une relative à l'hygiène, l'autre aux maladies transmissibles.

Dans la première partie, on indiquerait la présence dans l'eau de germes invisibles à l'œil nu engendrant la plupart des maladies et qui, à l'instar de la vermine visible, se développent de préférence chez les individus malpropres, intempérants ou débilités. Puis suivraient de courtes phrases, sous forme d'aphorismes, relatives à la propreté du corps, à celle de l'habitation, à la modération dans la consommation d'aliments proprement préparés, et surtout des boissons quand elles contiennent de l'alcool, dont l'abus conduit à l'alcoolisme, cette passion contagieuse qui ouvre la porte aux maladies, surtout à la tuberculose, et les aggrave en amenant le plus souvent la mort prématurée de l'alcoolique. On emprunterait au livre de Duclaux, sur l'hygiène sociale, quelques citations auxquelles le nom de cet illustre savant donnerait une valeur persuasive puissante.

On passerait ensuite aux maladies transmissibles. Ici, plus qu'ailleurs, la difficulté est de trouver la mesure. Qui veut trop prouver ne prouve rien, dit le proverbe.

Il faut pratiquer un éclectisme sévère et raisonné, surtout ne pas perdre de vue que nous nous adressons au personnel actif qui vit au grand air, et souvent dans les courants d'air.

Dans les « Instructions pratiques à l'usage des administrations et du public pour prévenir l'apparition des maladies transmissibles et combattre leur propagation », instructions extraites du *Bul-*

letin spécial du service de santé et de l'hygiène publique de Belgique, et auxquelles je ferai plus d'un emprunt, nous trouvons l'énumération des maladies transmissibles qu'on peut combattre avec succès. Il en est un certain nombre, comme la peste, le choléra, que naturellement nous laissons de côté, c'est aux services sanitaires internationaux qu'il incombe de nous en préserver; celles dont nous désirons prémunir les agents actifs des chemins de fer sont de deux espèces : les unes imposent le séjour au lit dès leur début, les autres n'entraînent pas la suspension du travail; celui qui en est atteint les transporte en tous lieux, il est un agent de propagation constante jusqu'à ce qu'il soit enfin isolé, tandis que le malade alité est sous la surveillance directe du médecin qui est astreint à la déclaration aux autorités, et qui a le devoir d'enrayer la propagation et d'assurer la désinfection. Les deux principales sont la variole et la fièvre typhoïde. Pour la variole, il suffit de dire que tous les agents sont vaccinés lors de leur admission, s'ils ne l'ont pas été récemment, et qu'à la moindre apparition d'une épidémie il est procédé à la revaccination.

Quant à la fièvre typhoïde, il faut insister sur

les moyens de la prévenir, car, si les conseils prophylactiques spéciaux à cette maladie sont compris et suivis, ils préviendront en même temps la propagation de toutes les maladies qui peuvent se transmettre par les matières fécales.

La tuberculose a été l'objet de tant de notices que l'on n'a que l'embarras du choix. L'important et le difficile est d'être à la fois concis et persuasif.

Quelques mots pourront être dits au sujet de la syphilis, relativement à sa transmissibilité indirecte.

Une phrase ensuite sur la transmissibilité des maladies de peau, et je crois que cela suffira comme instructions d'ordre général.

A la suite de ces instructions viendraient celles qui concernent l'hygiène spéciale à une catégorie d'agents. Pour ne pas s'exposer à des critiques justifiées, il faut avoir une notion précise de son sujet, et la précision la plus approchée ne peut avoir pour base sérieuse qu'une bonne statistique.

Au Chemin de fer du Nord, j'ai entrepris l'établissement d'une statistique médicale, qui n'est pas encore sortie de la période d'enfantement, à cause du nombre considérable d'agents sur qui elle porte (40,000 environ) et de la multiplicité des efforts qui doivent y concourir.

J'ai dû tout d'abord obtenir la création d'un carnet médical individuel, sur lequel, à chaque consultation, le médecin consulté inscrit la date, le diagnostic, le traitement, le repos accordé et les observations qu'il juge utiles.

Le médecin a donc toujours sous les yeux l'histoire médicale du malade, qui ne peut se présenter à lui ou recevoir sa visite sans être muni du carnet. Je n'insiste pas sur les précautions prises relativement au secret professionnel.

Chaque année, sur une feuille spéciale, sans autre indication que le numéro matricule de l'agent, il est fait un relevé complet de ce qui a concerné la santé de cet agent pendant le cours de l'année.

L'ensemble de ces feuilles, dont le chiffre représente le nombre d'agents qui ont eu recours au médecin de la Compagnie, et qui varie entre 25,000 et 30,000, est remis à des employés de la statistique chargés de les classer par divisions, sous-divisions et groupes d'emplois et de dresser une statistique portant sur le nombre, l'âge, le sexe des agents pour chacun des grands groupes de maladies dont ils ont été atteints, la saison, la durée, le nombre de jours de repos accordés, le nombre des visites faites et consultations données par les médecins. non seulement dans l'ensemble du réseau, mais aussi dans chaque circonscription médicale. Je n'ai pas besoin d'insister davantage pour que vous ayez notion de la difficulté. Je dois dire que je trouve auprès de l'administration le concours le plus efficace, ainsi qu'auprès des médecins de la Compagnie. Il y a bien quelques exceptions ; il faut savoir s'y attendre toujours.

En effet, les questions d'organisation doivent être mûries et pesées lentement. C'est au prix d'un travail longtemps soutenu qu'on arrive à faire la part de l'utile et de l'inutile, du possible et de l'impossible, et c'est quand on commence à percevoir nettement que le but est proche qu'on se heurte aux objections irréfléchies, aux contradictions instinctives de ceux qui sont venus au monde avec la bosse de la combativité, ou encore à la force d'une inertie qui n'est pas toujours involontaire.

On peut répondre à l'objection comme à la contradiction et aboutir à l'entente, mais contre l'inertie volontaire ou non, que faire, sinon faire appel à des hommes ayant réellement conscience du devoir. *Uno avulso non deficit alter.*

Voici plus de trois années que je vise le but, et j'espère qu'il pourra être atteint dans le même laps de temps. Notre bon La Fontaine ne nous permet pas d'oublier que :

> Patience et longueur de temps
> Font plus que force ni que rage.

Pourtant, je puis déjà prévoir que les résultats de cette statistique calmeront bon nombre des craintes qui troublent hygiénistes et philanthropes. C'est seulement quand elle aura mis les choses au point, qu'il me sera permis de joindre aux instructions générales des instructions particulières, réellement adéquates.

D'ici là, si les nombreux chefs qui sont en rapport immédiat et constant avec leurs hommes y apportent un peu de zèle et de conviction, les agents finiront par se graver dans la mémoire la série des conseils salutaires qu'il est de notre devoir de leur donner, et devenir même à leur tour des propagandistes convaincus.

Pour inculquer une foi suffisante aux chefs qui en manqueraient, je leur recommande la lecture d'un excellent Précis d'hygiène populaire, dû à la plume autorisée de l'un des médecins de la Compagnie du Nord, le Dr Plicque, ouvrage bien propre à les convaincre et que je cherche à répandre parmi eux.

Messieurs, vous m'avez fait l'honneur de me demander l'adjonction au rapport d'un exposé de mes vues personnelles, je les résume en quelques phrases.

En raison de la diversité et de la mobilité d'un personnel dont l'activité est incessante, il faut reconnaître l'impossibilité de conférences plénières et même partielles, le peu d'efficacité des affiches, l'incertitude sur la valeur de notices dont la possession et la lecture ne sont pas contrôlées.

La notice est pourtant le seul moyen de toucher individuellement les agents du personnel actif; elle les touchera efficacement à une condition formelle : être annexée aux carnets obligatoires d'instruction professionnelle, faire corps avec eux et être comme eux l'objet d'interrogations fréquentes. Pour mieux impressionner, elle devra faire appel surtout à l'intérêt, laissant le sentiment au second plan.

Nous sommes tous animés d'une même passion du bien, et je serai heureux, Messieurs, si, en nous séparant, je puis emporter l'assurance que ma participation à vos travaux n'a pas été vaine.

PROJET

D'UNE NOTICE A JOINDRE AUX INSTRUCTIONS GÉNÉRALES DESTINÉES AU PERSONNEL ACTIF DES CHEMINS DE FER, FORMANT LE COMPLÉMENT DU RAPPORT RELATIF A L'HYGIÈNE ET A LA DÉFENSE CONTRE LES MALADIES TRANSMISSIBLES, PRÉSENTÉ AU CONGRÈS D'HYGIÈNE ET DE DÉMOGRAPHIE DE BRUXELLES (SEPTEMBRE 1903).

Ne sont admis dans les compagnies de chemins de fer que des agents en bonne santé.

Leur intérêt le plus puissant est de la conserver en la défendant contre eux-mêmes et contre les autres, car sans la santé tout est malheur.

Ils la défendent contre eux-mêmes en suivant des règles d'hygiène fort simples.

Ils la défendent contre les autres en se mettant à l'abri des maladies qui pourraient leur être transmises par ceux qui n'ont pas su s'en défendre eux-mêmes.

La plupart des maladies que l'on peut éviter se transmettent par des germes qui se répandent dans l'air et dans l'eau.

Ces germes, on ne peut les voir qu'au microscope, d'où leur nom de microbes; ils se développent de préférence, comme la vermine visible, chez les individus malpropres, intempérants ou débilités, qui ne leur résistent pas comme les individus en bonne santé.

Ils se multiplient avec une rapidité extraordinaire sur un terrain bien préparé pour eux; ils se flétrissent et disparaissent sur un terrain qui leur résiste.

Ce terrain, c'est le corps; il faut s'efforcer d'empêcher les mauvais germes de s'y installer et d'y pulluler.

On y parvient en suivant une bonne hygiène, dont la première règle est la propreté sur soi et autour de soi, et en surveillant ses aliments et ses boissons.

Propreté sur soi.

Au grand lavage quotidien et aux bains fréquents, ajouter des lavages partiels, répétés, au savon.

Se laver les mains, autant que possible avec du savon, toujours : 1° avant de manger; 2° après le travail; 3° avant et après contact avec un malade ou un blessé.

Se rincer régulièrement la bouche et la gorge avec de l'eau bouillie légèrement salée, cela conserve les dents et met à l'abri de bien des maux, surtout des maux de gorge.

Ne rien mettre dans sa bouche qui soit tombé par terre ; bien surveiller ses enfants à ce point de vue, en les empêchant de porter à la bouche les jouets ou les aliments qu'ils laissent tomber.

Le linge en contact avec la peau doit être toujours de la plus grande propreté et renouvelé aussi souvent que possible. Ne pas laisser trainer le linge sale. Ne pas se servir du linge les uns des autres.

Les vêtements, toujours soigneusement entretenus, seront appropriés à la saison, afin d'éviter le refroidissement, le corps étant en sueur; en ce cas, le mieux est de changer de vêtements.

Les tissus de laine, même mouillés par la sueur, préservent infiniment mieux que ceux de toile contre le refroidissement.

On peut, avec les semelles de ses chaussures, apporter chez soi et chez les autres les résidus d'excréments ou de crachats dangereux semés sur le sol par des gens malpropres, et inconscients de la portée de leurs actes.

Propreté autour de soi.

L'habitation doit être tout d'abord garantie contre les intempéries et l'humidité.

Les latrines doivent être surveillées attentivement, pour en éviter les mauvaises émanations.

Il est indispensable d'éloigner des lieux habités les amas d'immondices et de matières en putréfaction.

Les chambres seront suffisamment aérées, largement éclairées; les chambres à coucher assez spacieuses pour que les émanations provenant de la respiration n'y concentrent pas l'air en le rendant mauvais à respirer.

Le défaut d'aération dans les habitations est une cause d'anémie et de tuberculose.

Un chauffage bien combiné assainit les logements.

Un chauffage défectueux est des plus dangereux.

L'éclairage doit être combiné pour fatiguer le moins possible les yeux et pour vicier le moins possible l'atmosphère.

Le balayage doit être fait le plus possible avec des linges humides ou après arrosage.

Il faut essuyer les meubles et non les épousseter; en les époussetant on agite inutilement les poussières qui retombent après qu'on les a respirées.

Si on a essuyé avec un linge sec, ne pas secouer ensuite ce linge pour le débarrasser de sa poussière ; cela ne vaudrait pas mieux que l'époussetage.

En tout cas, le linge employé sec, ou de préférence humide, doit, si possible, être passé à l'eau bouillante après chaque usage.

Alimentation.

Les aliments doivent être bien cuits et récemment préparés. Le lait doit être bouilli. Les aliments qui se mangent crus (salades, légumes) doivent être soigneusement lavés à l'eau filtrée ou bouillie.

Les aliments doivent être conservés à l'abri des poussières, dans des vases récemment passés à l'eau bouillante, ou bien sous des linges bien propres quand ils ne peuvent être conservés dans des vases.

Boissons.

Consommées en quantité exagérée, même s'il s'agit d'eau pure, elles dilatent l'estomac. Au repas, elles troublent la digestion. Dans les transpirations excessives, mieux vaut boire la quantité indispensable en dehors des repas que pendant le repas.

Une eau de provenance suspecte ne doit jamais être consommée que bouillie; le filtrage est moins sûr que l'ébullition.

Le vin qui renferme de 8 à 10 p. 100 d'alcool, ce qui équivaut à un grand verre à boire (un cinquième) d'eau-de-vie par litre, doit être bu en quantité limitée; un litre par jour est une quantité qu'un travailleur ne devrait jamais dépasser.

Le vin trop acide et le vin plâtré sont mauvais pour l'estomac.

La bière est de composition très variable, l'orge et le houblon y font quelquefois défaut. Prise en excès, et surtout entre les repas, elle alourdit et pousse à l'embonpoint.

Le cidre est une bonne boisson, à condition de ne pas être trop acide. Il attaque les vases en métal et peut ainsi devenir dangereux. Préparé avec des eaux impures (mares, mauvais puits), il peut causer de sérieux accidents.

L'alcool mérite une mention toute spéciale.

Contre son abus, voici les propres termes dont s'est énergiquement servi l'éminent Émile Duclaux, membre de l'Académie des sciences, directeur de l'Institut Pasteur.

L'alcoolisme est une passion coûteuse, funeste à l'individu, funeste à la nation, quand elle devient générale, peut-être plus funeste que la fièvre typhoïde et la tuberculose. Mais elle ne sévit que sur ceux qui le veulent bien, c'est une maladie de la volonté dont les conséquences sociales sont immédiatement visibles et saisissables. Elle peuple nos maisons de fous, nous donne 60 p. 100 de nos épileptiques, attaque surtout le système nerveux et, affaiblissant l'organisme, le prépare à tous les échecs; cette passion devient bien une sorte de maladie de l'individu et de la nation qui s'y abandonnent.

Bu à doses modérées et dans une boisson comme le vin, la bière, ou même le cidre, l'alcool est un excitant comme le café, le thé, les épices. On peut s'en passer, mais on peut aussi en tirer bénéfice, et tant qu'on reste dans les limites physiologiques, il n'y a aucun argument sérieux à opposer à son emploi.

L'alcool est un médiocre aliment, le moindre morceau de sucre vaut mieux que lui à ce point de vue.

Ce qu'on cherche dans le petit verre, c'est non pas l'aliment, mais l'excitant qui vous épuise après vous avoir réveillé et vous oblige ensuite à manger davantage. Au lieu de venir en déduction sur les dépenses du ménage, l'alcool vient donc en augmentation.

Dans un rapport devenu classique, M. Claude (des Vosges) montrait que, dans certains centres industriels de la France et de la Belgique, plus de la moitié des salaires passait au cabaret.

Ils se trompent ceux qui croient n'être pas des alcooliques parce qu'ils n'arrivent jamais à l'ivresse.

Il y a loin de celui qui s'alcoolise froidement au cabaret, comme par système, à l'ouvrier occupé à un travail et qui demande à un verre de vin quelque chose qui le réveille et ranime ses forces. Celui-là peut n'être pas encore un alcoolique, mais il est presque fatalement conduit à l'être s'il continue à céder à son penchant. Pour éprouver la même sensation, de plus fortes doses lui deviendront nécessaires, sa résistance aura graduellement diminué et sa volonté sera devenue incapable de réagir contre leur emploi.

Toutes les substances ajoutées à l'alcool ne sont

pas également dangereuses, mais il en est quelques-unes qui sont de véritables poisons.

C'est avec raison qu'on a distingué depuis longtemps l'absinthisme de l'alcoolisme. Dans l'absinthe, l'alcool est au second plan, tandis qu'il est au premier dans le vin et les eaux-de-vie.

Dans la consommation de ces liqueurs, ce qui est grave, c'est la régularité et l'habitude.

L'alcool cesse de s'éliminer complètement, les tissus et les organes en restent constamment imprégnés, et s'il ne crée pas la maladie, il lui prépare le terrain et lui fait son lit. On l'a accusé, avec beaucoup de raison, d'être le fourrier de la tuberculose. Il ouvre la porte à toutes les déchéances.

Comme le tuberculeux, l'ivrogne étend la contagion autour de lui et, d'ailleurs, les causes de contagion sont fréquentes. Point de rue qui n'en présente des comptoirs plus ou moins luxueux, dont les cinq sixièmes pourraient, pour attirer le passant, inscrire fièrement sur leurs enseignes : ALCOOLISME, TUBERCULOSE, SYPHILIS, *car c'est là ce qu'on y débite.*

On peut ajouter, pour ce qui concerne les agents

des chemins de fer, que l'abus de l'alcool influe sur la vue en diminuant son acuité et en troublant la perception des couleurs.

Aux revisions de la vue qui se font administrativement à des périodes régulières, l'alcoolique n'a plus les aptitudes exigées et perd fatalement son emploi ; il n'en peut accuser que lui-même. Si l'abus du tabac s'ajoute à l'abus de l'alcool, la réforme s'impose bien plus tôt.

Les lois et les règlements ne suffisent pas pour diminuer l'alcoolisme et l'avilissement dont il est la source. C'est à la raison qu'il faut s'adresser et tous les hommes sensés ont le devoir d'y appeler ceux qui s'en écartent.

Lutte contre les maladies transmissibles.

Les germes des maladies sont transmis aux individus sains par les humeurs provenant des malades et rejetées par le nez, la bouche (crachats et vomissements), l'intestin, la vessie (urines), les plaies et ulcères de la peau, les abcès ouverts. Il faut y joindre toutes les croûtes, pellicules, farines se détachant de la peau ; c'est ainsi, par exemple, que se transmettent la scarlatine, la teigne et certaines autres maladies des cheveux et de la barbe.

Les vêtements du malade, son linge, sa literie, les objets dont il s'est servi, le mobilier de la chambre où il a séjourné, les murs et planchers de cette chambre; enfin, les personnes qui l'ont soigné et visité, celles qui ont manié et transporté les objets souillés, sont les intermédiaires de la transmission des germes.

Les excréments jetés sur le sol, sur le fumier, dans les fosses mal construites, sont une cause fréquente de la propagation des maladies, telles que la fièvre typhoïde, le choléra, et leur action peut s'exercer pendant longtemps.

Les eaux ménagères, les eaux sales provenant de la toilette des malades et du nettoyage des ustensiles à leur usage agissent de même et peuvent infecter les éviers, vidoirs, bacs de pompe, rigoles, ruisseaux, fossés, etc.

Enfin, les animaux les plus variés peuvent être des agents de transmission. Un chien peut donner la rage. Une mouche qui a sucé une pustule de varioleux et qui va ensuite sucer une écorchure insignifiante de la peau transmet infailliblement la variole au deuxième individu s'il n'a pas été vacciné.

Parmi les maladies que l'homme sain aurait

évitées si elles ne lui avaient pas été transmises par l'homme malade, et qu'il va pouvoir transmettre à son tour, les unes peuvent le condamner au lit dès le début, les autres couvent d'abord, puis peu à peu deviennent incurables avant qu'il ait dû cesser de mener la vie commune.

Celui qui est retenu au lit devient un foyer de propagation, qu'avec de la volonté et un peu d'intelligence son entourage peut cerner, tout en s'en défendant, et empêcher de s'étendre.

L'autre promène partout son mal, le sème sans s'en douter et sans qu'on s'en doute, alors qu'on pourrait encore le guérir et l'empêcher de le répandre. Contre ce mal si traître, la lutte est d'une difficulté extrême et exige de la part des hommes de bien qui l'ont entreprise, et qui savent se mettre à l'abri du fléau, une volonté et une énergie qui ne se mesurent qu'au degré d'insouciance et d'égoïsme stupide de bon nombre de ceux qui y sont pourtant le plus intéressés et qui refusent la planche de salut qu'on leur apporte.

Dans la première catégorie sont la variole, la fièvre typhoïde, etc.

Dans la seconde, la tuberculose, la syphilis, les maladies de peau.

La variole.

La vaccine en préserve. Pas d'admission de sujet non vacciné.

La revaccination est imposée aux agents dans toute région où une épidémie est annoncée.

La fièvre typhoïde.

L'agent contagieux de la fièvre typhoïde est contenu dans les matières évacuées par l'intestin du malade.

La principale source de contagion est l'eau potable.

Pour se préserver de la fièvre typhoïde, il est donc bon de ne pas boire une eau suspecte à ce point de vue.

Celui qui a eu la fièvre typhoïde est ordinairement à l'abri d'une nouvelle atteinte ; il ne faut donc pas croire qu'une eau dont il boit sans danger pour lui n'est pas dangereuse pour celui qui n'a pas eu la fièvre typhoïde.

La fièvre typhoïde peut nous arriver autrement que par l'eau, mais les cas de contagion si fréquents dans la famille et l'entourage du typhoïque se trouvent évités quand les selles du malade sont désinfectées et que tout le linge qui l'a touché est baigné dans une solution antiseptique avant d'aller au blanchissage.

Si ces précautions étaient prises dans toutes les familles, on ne verrait plus les déjections des malades s'infiltrer dans le sol et aller empoisonner les sources, les fontaines ou les puits.

L'illustre savant Duclaux, directeur de l'Institut Pasteur, a dit :

Si tout citoyen atteint de fièvre typhoïde savait que son intérêt, celui de ses proches, celui de ses voisins, celui de ses concitoyens, bref, tout ce qui constitue pour lui le devoir humain, est qu'il ne sorte pas de chez lui aucun germe vivant de fièvre typhoïde, on arriverait en quelques années à l'éradication de cette maladie...

Les groupements communautaires, associations, syndicats, sociétés de secours mutuels, peuvent et doivent s'entendre pour qu'en cas de fièvre typhoïde, la famille du malade ne soit pas menacée par lui. Dans cet ordre d'idées, la sympathie mutuelle se double de l'esprit d'économie (1).

(1) Les résultats de la vaccination anti-typhoïdique pratiquée au Maroc par les professeurs Chantemesse d'une part, et Vin-

La tuberculose.

C'est la plus terrible des maladies contagieuses.

Elle fait mourir tous les ans 150,000 Français.

A peine trouve-t-on un tiers des chefs-lieux de départements français qui aient une population égale ou supérieure à ce chiffre. Les plus funestes guerres sont moins meurtrières.

La tuberculose envahit tous les organes, surtout le poumon, qui chez les phtisiques en rejette constamment les germes dans les crachats. Chaque crachat en contient des milliers.

Aussi le crachat est-il l'agent le plus actif de la contagion quand il est desséché et que ses poussières se répandent dans l'air.

Ces germes peuvent pénétrer dans le corps de trois manières.

Le plus souvent par la voie respiratoire; ils y entrent avec le courant de l'air qu'on respire.

Ils peuvent entrer par la voie digestive, avec les poussières déposées sur les aliments, surtout ceux qui sont restés longtemps en étalage le long des

cent d'autre part, sous les auspices du Ministère de la guerre, et rapportés à l'Académie de Médecine en décembre 1911, nous promettent la généralisation prochaine de ce précieux moyen de préservation.

voies publiques. Le lait des vaches tuberculeuses est fort dangereux si on ne l'a pas fait bouillir.

Enfin, il peuvent entrer par la peau, s'ils se trouvent en contact avec une plaie ouverte ou une lésion quelconque.

Les personnes qui ont l'habitude de se mouiller les doigts sur la langue pour faciliter le maniement d'objets sur lesquels les doigts glisseraient s'ils étaient secs, s'exposent les premières au danger et y exposent aussi les autres.

Il est dangereux, dans le but de se libérer les mains, de tenir entre les dents des objets de manipulation courante, monnaies, porte-plumes, épingles ou autres, qui ont pu, en passant de mains en mains peut-être fort sales, ramasser les germes les plus variés et quelquefois les plus nuisibles.

C'est surtout à propos de la tuberculose qu'il est indispensable de se rappeler que les germes des maladies se développent d'autant plus vite et sûrement que le corps est moins sain.

Le séjour habituel dans un air confiné ou un milieu humide et froid; une alimentation mauvaise; l'abus des boissons alcooliques (surtout dites apéritives), qui altère l'estomac, le foie, les reins, le cerveau; l'abus du tabac, qui provoque des troubles du cœur et de la vue; l'abus des sports, qui épuise le système musculaire et le système nerveux au lieu de les fortifier; en un mot, tous les excès, en débilitant la constitution, favorisent le développement et la pullulation des germes tuberculeux.

Le nombre des victimes de la tuberculose serait considérablement diminué si toute personne crachant à terre était à bon droit considérée comme faisant une mauvaise action.

La syphilis.

Peut être transmise indirectement; toute éraflure de la peau est une porte qui lui est ouverte. Il suffit qu'un objet ayant été en contact avec le virus du mal soit mis ensuite en contact avec une écorchure pour que cette écorchure soit infectée. Un certain nombre des personnes qui soignent les syphilitiques le deviennent de cette manière.

On ne saurait donc négliger les petites plaies, qui offrent d'autres dangers encore, puisqu'elles peuvent être empoisonnées par d'autres germes, ceux de l'érysipèle, par exemple.

La syphilis peut se prendre quand on se sert des ustensiles, verres, cuillers, fourchettes, qui ont servi à un syphilitique.

Les maladies de la peau.

Elles peuvent se transmettre par échange de vêtements ou de coiffures.

Au cours de cette notice, il a été question plusieurs fois de *désinfection* et de *liquides antiseptiques*.

Les grandes désinfections, après les maladies graves, se font administrativement, sous la direction des médecins.

Dans la vie de tous les jours, le désinfectant le plus simple est l'eau de Javel, dont l'emploi est si connu et qu'on peut se procurer jusque dans le moindre village. Elle peut, dans l'eau savonneuse, remplacer l'acide phénique. Son odeur se dissipe assez vite, son prix est modique.

Ce projet a été adopté par la Compagnie du Nord. La notice est entre les mains de tous les agents.

INFLUENCE DU TRAVAIL PROFESSIONNEL
SUR LA SANTÉ
DANS LES SERVICES DE TRANSPORTS EN COMMUN

Rapport fait au XIVe Congrès International d'Hygiène et de Démographie, tenu à Berlin, 23-29 septembre 1907.

Bien que chirurgien de carrière, je suis invité à présenter au Congrès de Berlin un rapport sur une question intitulée : « Influence du travail professionnel sur la santé dans les services de transports en commun. »

Sans aucun doute, c'est à mes fonctions de Chef du Service Médical de la Compagnie du Chemin de fer du Nord que je dois cet honneur auquel je ne me sens pas le droit de me soustraire, au moins pour la part qui me concerne.

Cette restriction s'impose à qui veut ne parler que de ce qu'il a vu et retenu au contact incessant des réalités d'une pratique déjà longue.

Il n'y a pas qu'un mode de transport des hommes et des choses. Il faudrait avoir assez exploré en personne terres et mers, pour répondre, en connaissance de cause, à la question si vaste qui m'est posée.

Dépourvu d'une compétence aussi étendue, je me confinerai dans le domaine des chemins de fer. L'immense réseau dont ils couvrent la terre est divisé en nombreux organismes autonomes, plus ou moins puissants et complexes, reliés entre eux d'une nation à l'autre sur un même continent : je veux parler des compagnies et des réseaux d'États.

Sans être identiques ces organismes ont-ils, en raison de l'unité de but, une analogie suffisante pour que dans les mêmes attributions professionnelles leurs personnels rencontrent toujours les mêmes causes morbides, et que les mêmes règles d'hygiène soient applicables partout ?

La réponse ne serait valable que statistiques en main, à la condition que les statistiques soient comparables en vertu de l'identité de leur base.

Cette condition est loin d'être remplie et je ne saurais, dans les limites étroites du temps qui m'est réservé, me livrer aux recherches nécessaires pour un travail d'ensemble.

Tout ce que je puis faire est d'exposer simplement, et comme point de départ d'une discussion plus large, les résultats obtenus à la Compagnie du

Nord, depuis quelques années, sur la morbidité du personnel.

Lors du XIIIe Congrès International d'Hygiène et de Démographie qui, en 1903, s'est tenu à Bruxelles, le Comité de la 5e Section, « Hygiène des transports ne commun », m'avait chargé d'un rapport sur la question suivante :

« Organisation de la propagande hygiénique et de la lutte contre les maladies transmissibles dans le personnel actif des chemins de fer. »

C'est sur les maladies dans le personnel du service des transports en commun qu'aujourd'hui je suis chargé de faire un rapport au Congrès qui se tient à Berlin.

Il n'est pas nécessaire de regarder de près pour voir que la question de ce jour et celle d'il y a quatre ans ne diffèrent, au fond, que par la limitation de la question de 1903 aux seuls chemins de fer. La question d'aujourd'hui s'étend à tous les moyens de transports en commun et ne vise qu'une partie du personnel actif des chemins de fer.

Or je disais il y a quatre ans :

« Au chemin de-fer du Nord, j'ai entrepris l'établissement d'une statistique médicale, qui n'est pas encore sortie de la période d'enfantement, à cause du nombre considérable d'agents sur qui elle porte (10.000 environ) et de la multiplicité des efforts qui doivent y concourir.

« J'ai dû tout d'abord obtenir la création d'un carnet médical individuel, sur lequel, à chaque consultation, le médecin consulté inscrit la date, le diagnostic, le traitement, le repos accordé et les observations qu'il juge utiles.

« Le médecin a donc toujours sous les yeux l'histoire médicale du malade, qui ne peut se présenter à lui ou recevoir sa visite sans être muni du carnet. Je n'insiste pas sur les précautions prises relativement au secret professionnel. »

Puis, après description de la technique suivie pour extraire de ces carnets, mis en service le 1er août 1900, une statistique valable, je terminais en disant :

« Voici plus de trois années que je vise le but, et j'espère qu'il pourra être atteint dans le même laps de temps. Notre bon La Fontaine ne nous permet pas d'oublier que :

> Patience et longueur de temps
> Font plus que force ni que rage.

« Pourtant, je puis déjà prévoir que les résultats

de cette statistique calmeront bon nombre de craintes qui troublent hygiénistes et philanthropes. C'est seulement quand elle aura mis les choses au point, qu'il me sera permis de joindre aux instructions générales des instructions particulières, réellement adéquates. »

Eh bien! Après de sérieux perfectionnements inspirés par la pratique, le but n'est pas encore aujourd'hui très près d'être atteint. Le sera-t-il jamais ? La perfection n'étant pas de ce monde, nous ne saurions y compter, mais en cherchant toujours à l'atteindre nous ne nous arrêterons pas dans la voie du progrès et nous serons sûrs de mieux éclairer la route.

Il n'est certes pas facile de porter la lumière dans une question d'étiologie si obscure en l'espèce.

En effet, dans toute entreprise de transports en commun une partie du personnel est sédentaire; l'autre, mobile et ambulante, se déplace avec les les voyageurs qu'accompagnent ou non des bagages, dont la manutention peut entrer en compte.

Dans quelle mesure ce personnel mobile est-il exposé à une ou plusieurs de ces maladies dites

« professionnelles » qui exigent une prophylaxie particulière ? Voilà le problème !

Au service des chemins de fer, ce personnel s'appelle le « personnel des trains ». L'agent qui en fait partie doit à la Compagnie un certain nombre d'heures par jour pendant un certain nombre de jours par mois. Hormis ce temps de travail il vit chez lui, seul ou en famille, de la vie commune et par suite exposé à la morbidité commune. Tombe-t-il malade, comment saurons-nous s'il a contracté son mal à son service et du fait de son service, ou bien hors de son service?

Pour les blessures, il est quelquefois difficile, mais presque toujours possible, de le savoir ; pour les maladies c'est une tout autre affaire. Bien présomptueux celui qui se vanterait de pouvoir toujours tenir la certitude !

La statistique du Service Médical de la Compagnie du Nord donne des indications dont nous allons apprécier la valeur.

Elle nous montre que sur ses quarante mille agents le nombre moyen de ceux qui, munis de leur carnet i dividuel, ont eu recours au moins une fois au médecin, oscille chaque année entre 42 et 45 p. 100. Une morbidité sensiblement plus élevée dans un groupe professionnel attire l'attention, puis la fixe quand le nombre des malades de ce groupe qui ont gardé le repos plus de 10 jours est lui-même insolite. Il nous faut alors chercher la cause d'une anomalie si apparente, et qui aurait pu nous échapper en l'absence de carnets individuels; grâce à eux une enquête utile est devenue possible, ils en fournissent les premiers éléments indispensables.

Un premier fait saillant est que la morbidité dans les grands centres urbains est bien supérieure à la moyenne générale. En limitant notre enquête aux plus grands centres urbains, nous pècherons plus par excès que par défaut, nous accentuerons les écarts au lieu de les atténuer. — Prenons les circonscriptions médicales réunies de Paris, La Chapelle et Lille :

Elles comprennent ensemble un effectif de 11 191 agents en 1905; 11 100 en 1904, c'est-à-dire un quart de l'effectif total. On y relève au lieu de 42 p. 100 une moyenne de 56,4 p. 100 en 1905, et 53,1 p. 100 en 1904. Si l'on envisage isolément le groupe des sédentaires et celui des actifs, les moyennes deviennent 48,7 et 41,0 p. 100 pour les sédentaires, 60,1 et 59,5 p. 100 pour les actifs en

1905 et 1904 respectivement ! ! 60 p. 100 sera donc notre moyenne pour l'ensemble du service actif des trois grands centres urbains, service auquel appartient essentiellement le personnel des trains.

Le personnel des trains, unique objet de cette étude, forme deux groupes distincts :

1° Mécaniciens et chauffeurs d'une part, où la moyenne de morbidité a été de 78,5 p. 100 en 1905 et 70,2 l'année précédente (74 p. 100 pour les deux années réunies).

2° Conducteurs et garde-freins d'autre part, où elle a été de 54,5 et de 53,5 (54 p. 100 pour les deux années réunies).

Ces écarts très sensibles, en sens inverse de la moyenne d'ensemble (60 p. 100) du service actif, montrent que la morbidité des conducteurs et gardes-freins est notablement inférieure à celle des mécaniciens et chauffeurs et aussi que la moyenne chez ces derniers à été moins stable que chez les premiers.

A cette première notion il nous faut joindre, si possible, les caractères de la morbidité dans chacun de ces groupes.

Les relevés sur lesquels je puis m'appuyer

portent sur un effectif de 839 conducteurs et gardes-freins en 1905 et 826 en 1904 et sur un effectif de 688 mécaniciens et chauffeurs en 1905 et 661 en 1904, soit un cinquième environ des agents de même ordre sur tout le réseau, Nord Français et Nord-Belge.

Si l'on veut bien consulter les tableaux ci-contre on verra que les agents sont plus souvent malades que blessés, de 80 à 90 fois p. 100.

Dans le nombre des maladies, celles des voies digestives comptent pour plus d'un tiers, celles des voies respiratoires varient entre un tiers et un quart. Mais, par contre, ce sont les maladies des voies respiratoires qui suspendent le plus longtemps le travail des agents qui en sont atteints.

Quant au degré de gravité des maladies, on en aura une première appréciation en constatant d'une part, que dans 5 à 15 p. 100 des cas les agents n'ont perdu que le temps d'aller prendre une simple consultation, et d'autre part, que la cessation du travail n'a dépassé dix jours que dans 22 à 26 p. 100 des cas.

Si l'on cherche dans ces tableaux l'indication d'une influence professionnelle, c'est dans la comparaison de la morbidité de chacun des deux

		CONDUCTEURS et GARDES-FREINS		MÉCANICIENS et CHAUFFEURS	
		1905	1904	1905	1904
TABLEAU I	Effectif	839	826	688	661
	Nombre de carnets présentés	457	443	520	464
	— des cas traités	647	629	840	717
	pour maladies	554	541	697	586
	pp^on^ %	85,6 %	86,7 %	82,9 %	81,8 %
	pour blessures	93	88	144	131
	pp^on^ %	14,4 %	13,3 %	17,1 %	18,2 %
TABLEAU II Évaluation des principaux groupes de maladies relativement à l'ensemble des cas de maladies.	Maladies des voies digestives	34,1 %	31,2 %	36,5 %	34,8 %
	— — respiratoires	31,1 —	26,2 —	28,7 —	20,1 —
	— de la gorge et du nez	6,5 —	6,7 —	5,6 —	6,0 —
	— rhumatismales	16,2 —	15,4 —	12,5 —	16,6 —
	— nerveuses	1,6 —	4,3 —	3,8 —	5,0 —
	— des yeux	1,6 —	1,8 —	0,8 —	1,1 —
	— des oreilles	0,2 —	0,3 —	1,8 —	0,7 —
TABLEAU III	Nombre de jours de cessation de travail pour cause de maladie	5253 jours	4924 jours	7133 jours	5765 jours

Tableau IV Évaluation % de la cessation de travail occasionnée par chacun des principaux groupes de maladies, relativement à leur ensemble.	Maladies des voies digestives...	24,0 %	21,5 %	28,8 %	31,5 %
	— — respiratoires.	32,6 —	33,9 —	37,6 —	26,5 —
	— de la gorge et du nez.	5,2 —	3,8 —	4,3 —	4,3 —
	— rhumatismales......	22,1 —	17,6 —	14,6 —	14,9 —
	— nerveuses..........	0,6 —	4,3 —	2,1 —	3,2 —
	— des yeux...........	1,6 —	0,5 —	0,8 —	1,8 —
	— des oreilles..........	0 — (4 jours)	0,6 —	1.1 —	0,7 —
Tableau V Évaluation par périodes, du repos accordé pour maladies, indication du degré relatif de la gravité.	Pas d'arrêt de travail....... .	5,3 %	9,5 %	8,3 %	15,3 %
	Arrêt de 1 à 2 jours....	8,6 —	8,3 —	4,0 —	4,7 —
	— de 3 à 6 —	44,1 —	45,5 —	36,5 —	32.1 —
	— de 7 à 10 —	15.9 —	14,75 —	25,7 —	25,4 —
	— de plus de 10 jours.....	26,1 —	21,95 —	25,5 —	22,5 —
	Total.....	100,0 %	100,0 %	100,0 %	100,0 %
Tableau VI Nombre moyen des jours de repos accordés pour certaines maladies.	Embarras gastrique.	3,8 jours	4,7 jours	7.4 jours	7,8 jours
	Entérite et gastro-entérite.....	7.7 —	6,3 —	8,5 —	7,8 —
	Grippe................	6,6 —	7,7 —	8,4 —	7,1 —
	Bronchite.....	13,4 —	17,4 —	11,9 —	8,1 —
	Maladies de la gorge et du nez.	7,5 —	5,1 —	8,4 —	71 —
	Affections rhumatismales......	12,9 —	10,4 —	11,6 —	8,8 —
	— du système nerveux.	3,5 —	9,4 —	5,8 —	6,4 —

groupes d'agents des trains qu'on peut espérer la trouver et peut-être en peser la valeur.

Les tableaux ci-dessus donnent les renseignements suivants) (1) :

TABLEAU I. — Avec un effectif moindre, les M. C. se sont adressés un plus grand nombre de fois aux médecins que les C. G-f. Le nombre des cas traités chez les M. C. est supérieur à leur effectif ou au moins égal après défalcation des cas de blessures.

TABLEAU II. — Toutes autres maladies différant peu, les proportions relatives de maladies des voies digestives sont plus élevées chez les M. C., à l'inverse des maladies des voies respiratoires où les C. G-f. ont la priorité. L'ensemble des maladies des voies digestives et des voies respiratoires représente environ les deux tiers de l'ensemble des cas de maladies.

TABLEAU III. — Le chômage pour maladies est très notablement plus élevé chez les M. C.

TABLEAU IV. — Dans le chômage pour les divers

(1) Pour la commodité je désignerai le groupe des conducteurs et gardes-freins par la formule C. G-f. et celui des mécaniciens et chauffeurs par M. C et, si je cite deux chiffres consécutifs unis par un trait —, le premier se rapporte à 1905, le second à l'année précédente 1904.

groupes de maladies, les M. C. ont la priorité marquée dans le groupe, « voies digestives » ; les C. G-f. dans celui des « affections rhumatismales ». Dans les autres, il y a une sorte de balancement entre les chiffres de deux années.

TABLEAU V. — Les arrêts du travail ont été nuls plus souvent chez les M. C., mais en les additionnant aux arrêts de 1 à 2 jours, il y a égalité proportionnelle entre les M. C. et les C. G-f. ; les arrêts pendant 3 à 6 jours sont beaucoup plus nombreux chez les C. G-f., mais en les additionnant à ceux de 7 à 10 jours l'égalité se rétablit ; enfin, au delà des dix jours, il n'y a pour ainsi dire pas de différence.

TABLEAU VI. — Les affections les plus communes des voies digestives, surtout l'embarras gastrique, sont plus tenaces chez les M. C. que chez les C. G-f. Inversement, la durée des bronchites et celle des affections rhumatismales est plus grande chez les C. G-f. que chez les M. C.

ANNEXE AU TABLEAU VI. — Du relevé général des carnets individuels pour l'année 1905, il résulte que sur un effectif de 42 906 agents, 20 034 (soit 46,8 p. 100) se sont adressés aux médecins pour :

27 078 cas de maladies pour lesquels il a été accordé 232 424 jours de repos, soit une durée moyenne de repos de 8,6 jours par cas de maladie.

5576 cas de blessures ayant exigé 65 413 jours de repos, soit une moyenne de 11,7 jours par cas de blessure.

Mais ces renseignements pris sur les carnets en service le 31 décembre sont insuffisants; il manque ceux qu'auraient pu fournir les carnets déclassés au cours de l'année, c'est à dire les carnets des démissionnaires, congédiés, licenciés, révoqués, retraités, réformés et décédés entre le 1er janvier et le 31 décembre.

Grâce au concours de mon collègue le Dr Létienne, qui, de son côté, doit vous entretenir des « Dangers de la part des employés atteints de maladies du système nerveux » et de M. Bailly, Chef du Bureau de la Statistique du Trafic au Chemin de fer du Nord, j'ai pu obtenir la concentration et le dépouillement de ces carnets déclassés pour 1905 et c'est un côté de la statistique dont la continuation est assurée pour les années suivantes.

Donc, en 1905, sur un effectif total de 42 906 agents,

1775, soit 4,09 p. 100, ont quitté la compagnie sous les formes et dans les proportions suivantes :

Démissionnaires....................	609	34,7 %
Congédiés, licenciés, révoqués.....	293	16,7 —
Retraités..........................	559	31,8 —
Réformés...........................	109	6,2 —
Décédés............................	185	10,0 —
	1775	100,00 %

Sur ces 1775 agents de toutes classes, on compte 169 agents des trains ; 110 conducteurs et gardes-freins sur 4842 ; 59 mécaniciens et chauffeurs sur 3372, représentant les premiers 2,3 p. 100, les seconds 1,9 p. 100 de leurs congénères dans l'ensemble du réseau, et comme eux inégalement répartis suivant les motifs de leur sortie de la Compagnie.

Des diverses catégories ci-dessus, les trois dernières seules offrent un intérêt médical : elles seules doivent nous occuper. Les agents y sont répartis comme suit :

	Conducteurs et gardes-freins.	Mécaniciens et chauffeurs.
Retraités................	63	39
Réformés................	7	3
Décédés.................	19	11
Ensemble................	89	53

Les 63 C. G-f. retraités comprennent : 21 Séniles simples ; 2 Tuberculeux ; 2 Bronchitiques ;

7 Cardiaques ou Artério-Scléreux; 10 Arthritiques: 1 Hémiplégique; 1 Neurasthénique; 3 Atteints de vertiges; 1 Névralgie sciatique; 2 Sourds; 1 Alcoolique; les autres ne sont pas qualifiés.

Les 39 M. C. Retraités comprennent : 6 Séniles; 3 Tuberculeux; 2 Bronchitiques; 2 Cirrhoses hépatiques; 1 Dyspeptique; 8 Cardiaques ou Artério-scléreux; 2 Variqueux; 1 Cancéreux; 2 Hernieux; 1 Sourd; 5 Maladies du système nerveux (3 Névralgies sciatiques; 1 Neurasthénie; 1 Hémiparésie).

Les 7 C. G-f. Réformés comprennent : 1 Tuberculeux; 1 Rhumatisant; 1 Névropathe; 2 Sourds; 1 Amputé; 1 Non qualifié.

Les 3 M. C. Réformés avaient : 1 Brûlure des 2 mains; 1 Artério-sclérose; 1 Maladie de la gorge.

Les 19 C. G-f. décédés avaient pour cause de décès : 4 Tuberculoses; 1 Cirrhose alcoolique; 1 Albuminurie; 1 Angine de poitrine; 1 Aliénation mentale; 1 Apoplexie cérébrale; 1 Diabète; 1 Cancer de l'estomac; 1 Bronchite et emphysème; 7 Sans indication.

Les 11 M. C. décédés avaient comme cause de décès : 5 Tuberculoses; 2 Cirrhoses; 2 Affections cardiaques; 1 Cancer; 1 Indéterminé.

Tuberculose.

Je n'ai point fait état de la tuberculose, soigneusement filtrée lors de l'examen de santé qui précède l'admission à la Compagnie.

Les 4 C. G-f. et les 9 M. C. seulement suspects ou réellement atteints de tuberculose, signalés au cours de 1905 parmi l'effectif total de ces agents, ne sont pas en nombre tel que l'idée d'une relation de cause à effet entre leur mode de travail et ce mal puisse un instant venir à l'esprit. Et même s'il s'agissait d'un personnel sédentaire travaillant constamment dans un même bâtiment fermé, faudrait-il admettre que le premier cas de tuberculose reconnu y a été importé et est venu du dehors.

Soit qu'on examine les tableaux comparatifs de 1904 et 1905, soit qu'on envisage la santé des retraités et des réformés au moment de leur sortie ainsi que les causes de décès, on arrive à cette conclusion forcée qu'il n'y a pas, chez les agents des trains, de maladies qui leur soient propres et qui exigeraient des mesures spéciales.

On trouve plus d'embarras gastriques chez les uns, plus de bronchites chez les autres.

On conçoit que les conducteurs et gardes-freins,

quittant leur fourgon à chaque point d'arrêt pour veiller à la descente et à la montée des voyageurs, vérifier les portières, aider même les facteurs aux bagages, soient plus exposés aux rhumes que les mécaniciens et chauffeurs restant devant leur feu sous l'abri qui les défend du vent.

Mais pourquoi les agents qui conduisent les locomotives sont-ils plus souvent pris par les voies digestives?

Les mécaniciens et les chauffeurs (futurs mécaniciens) forment un personnel d'élite doué de qualités nécessaires, force, intelligence, instruction, prudence attentive, sang-froid ; en un mot toujours capable d'une énergie éclairée.

Leur situation dans la hiérarchie du personnel actif leur vaut un traitement plus avantageux, la possibilité d'une vie plus large, d'une meilleure chère.

Sont-ils pour cela moins sobres ?

Je ne le crois pas : d'ailleurs toute constatation d'ivresse implique le renvoi ; le souci de la sécurité publique l'impose. Faisons abstraction de la qualité et ne tenons compte que de la quantité de boisson ingérée, fût-ce de l'eau pure, nous allons trouver la raison suffisante du nombre élevé des embarras gastriques.

Le mécanicien et le chauffeur, sous l'action de la chaleur émanée du foyer de leur machine, sont parfois soumis à des sueurs fort abondantes et doivent céder au besoin impérieux de remplacer l'eau perdue par sudation, aussi bien qu'ils sont obligés de rendre à la chaudière l'eau dépensée pour la marche du train. L'inondation des voies digestives, à laquelle ils peuvent se livrer dans des cas extrêmes, engendrera d'autant plus sûrement l'embarras gastrique, et même la gastro-entérite, que la boisson sera plus riche en liquide fermenté.

Comment fixer une limite pratique à la satisfaction d'un besoin si variable dans sa fréquence et son intensité ? C'est au sentiment de conservation personnelle qu'il faut faire appel, lorsqu'on veut préserver contre eux-mêmes des hommes sur lesquels on n'a d'autres moyens d'action que l'exemple et la persuasion. C'est ainsi qu'on leur a mis entre les mains des instructions sur l'hygiène, qui ont eu l'approbation du Congrès de Bruxelles et qui sont annexées à leurs instructions professionnelles.

C'est ainsi qu'on a organisé pour eux des installations dont on trouve ci-joint un plan qui permettra d'en apprécier le mérite. Le règlement qui les concerne donnera une idée de l'intérêt constant que la Compagnie du Nord porte partout et toujours au bien-être de son personnel.

Conclusions.

Dans la recherche de l'Influence du travail professionnel sur la santé dans les services de transports en commun, le médecin et l'hygiéniste rencontrent autant de catégories distinctes qu'il y a de modes différents de transports en commun.

Pour connaître la part directement attribuable à l'influence du travail professionnel dans chacune des catégories, il faut pouvoir discerner en même temps l'influence propre au climat, à l'habitation, à l'alimentation, aux mœurs, etc., sur la morbidité générale dans chaque région considérée.

Il en est de même pour la recherche de la morbidité spéciale à tout groupement professionnel quelconque.

Le but de semblables recherches ne peut être atteint que si tous les faits de morbidité rencontrés dans un même groupement sont relevés, classés, catalogués, comptés.

Des statistiques spéciales à chaque groupement, et dont les éléments puissent s'additionner entre eux dans un même groupement délimité, peuvent seules faire découvrir des rapports de causalité, dont la connaissance est nécessaire à l'organisation judicieuse d'une prophylaxie raisonnée de morbidités spéciales.

Des statistiques visant un même but doivent être édifiées sur une base identique, internationale, afin d'être superposables toujours et partout.

Cette base reste à trouver.

La question de son établissement, en ce qui concerne la morbidité dans les groupements professionnels, pourrait être mise utilement à l'ordre du jour du prochain congrès ou confiée à une Commission Internationale chargée de la résoudre.

Jusqu'à réalisation de ce désidératum on peut discourir sans fin avant de trouver une solution garantie d'avance contre toute déception, tout regret.

Annexes.

Note sur le personnel employé à la conduite des machines, communiquée par l'inspection principale de la traction, et conforme à l'arrêté ministériel pour la distribution du temps de travail.

Leur travail. — Les heures auxquelles commence et prend fin chaque jour le travail soit de jour, soit de nuit, sont très variables.

Il nous est interdit de leur demander plus de 90 heures de

travail par neuvaine, encadrée entre 2 longs repos à domicile de 30 heures.

En réalité, il ne dépasse pas 80 heures dans la neuvaine, soit une moyenne d'un peu moins de 9 heures par jour.

Il est, de plus, interdit de leur demander, dans la même journée, plus de 12 heures de travail.

Nature du travail. — Une fois sur la machine, le mécanicien a surtout un travail de surveillance des signaux, du fonctionnement de tous les organes de sa machine, du niveau de l'eau dans la chaudière et de l'état du feu; le chauffeur, outre la surveillance des signaux, s'occupe spécialement du chargement du foyer.

Il en résulte, pour ces deux agents, une différence de fatigue physique, au désavantage du chauffeur qui, étant d'ailleurs plus jeune, la supporte facilement.

Leur repos. — En dehors des repos décadaires, les repos sont pris tantôt à domicile, tantôt hors de la résidence. On peut estimer que ces derniers sont, par rapport aux premiers, dans la proportion d'environ 1/4.

Nous étudions d'ailleurs nos roulements de manière à en diminuer le nombre dans la mesure du possible.

Les repos pris hors de la résidence le sont dans des dortoirs dont nous améliorons constamment l'installation.

A ces dortoirs sont annexés des cabines de bains, de douches, et des lavabos.

Leur alimentation. — Les mécaniciens et chauffeurs se nourrissent bien, comme le font d'ailleurs tous les ouvriers bien payés ; leur nourriture n'est certainement pas inférieure en qualité, et surtout en quantité, à celle de la classe bourgeoise. Généralement, ils prennent, avant de partir, une tasse de café noir ; s'ils doivent manger au dehors, presque tous emportent leurs aliments. Des poêles-cuisinières et des réchauds à alcool installés dans les réfectoires des dépôts leur permettent de les réchauffer, ou même de les cuire.

Sous le rapport de la boisson, ils absorbent, en général, un litre de vin par repas ou, dans le Nord, de la bière, en quantité proportionnelle.

Chaque repas est habituellement suivi d'une tasse de café avec gloria.

En dehors des repas, ils ne boivent guère, sauf pendant les grandes chaleurs où ils prennent un verre de bière; ils ne prennent à peu près jamais d'apéritifs.

Leurs vêtements. — Ils ont des vêtements de travail et des vêtements d'ordinaire qu'ils peuvent ranger dans des coffres ad hoc placés sur la machine.

Le chauffeur, qui a un travail manuel plus actif sur la machine, est généralement peu vêtu. Chaque année, à l'entrée de l'hiver, la Compagnie lui accorde gratuitement un tricot de laine.

Règlement pour l'usage des dortoirs, réfectoires, etc.

Les agents devront se conformer aux prescriptions ci-après :

1. Ne pénétrer dans le réfectoire et dans les chambres, qu'après avoir quitté les vêtements de travail et après toilette faite dans le lavabo, salles de bains ou douches.

2. Pendant le séjour dans les dortoirs, salles du réfectoire, de bains, etc., veiller à ne pas salir ou détériorer les meubles et appareils qui les garnissent.

3. Ne pas fumer à l'intérieur du bâtiment, ne pas cracher par terre, éviter le bruit et en général tout ce qui pourrait nuire au repos et à la tranquillité des autres agents. Les jeux de cartes et autres jeux bruyants sont interdits.

4. Le mécanicien et le chauffeur d'une machine devront se

coucher dans la même chambre, qui leur sera désignée par l'éveilleur. Un tableau préparé à cet effet est placé dans le réfectoire. Il contient une numérotation de 1 à 20 représentant le nombre des chambres ; deux jetons numérotés sont accrochés à chacune des cases. En portant l'heure de leur réveil en regard du N° de la chambre qu'ils doivent occuper, ils prendront les jetons correspondants qu'ils devront rendre à l'éveilleur au moment où celui-ci les réveillera et à qui ils serviront de décharge.

Les persiennes devront être fermées pendant la durée d'occupation des chambres.

5. Les salles de bains et douches sont ouvertes à tous les mécaniciens ou chauffeurs en service. En attendant leur tour, les agents séjourneront dans la salle des lavabos ou dans le réfectoire s'ils se sont préalablement conformés à la prescription du § 1. Des numéros d'ordre seront distribués, si besoin, par le gardien.

Il est recommandé de ne pas abuser de l'eau chaude afin d'éviter des arrêts dans le fonctionnement des bains.

6. Les water-closets sont pourvus de tout ce qui est nécessaire à leur nettoyage minutieux : il est donc du devoir de chacun d'utiliser ces installations de façon à les laisser toujours dans l'état parfait de propreté où ils doivent être. Les gardiens devront y veiller tout particulièrement.

7. Les gardiens du dortoir se partageront le travail de nettoyage et veilleront à faire exécuter le règlement. Ils devront tenir toutes les pièces dans un état de propreté absolument parfait, les aérer convenablement et laver tous les parquets en ajoutant à l'eau une solution de Crésyl-Jeies. Les couloirs et les escaliers seront également lavés de la même façon.

8. Les différentes prescriptions et recommandations qui

précèdent sont faites dans l'intérêt des agents afin de leur assurer la plus grande propreté dans toutes les pièces de repos. Pour y arriver, chacun tiendra à prêter son concours en se conformant scrupuleusement au présent règlement et en rappelant à l'ordre ceux qui, par oubli, y contreviendraient.

Entrer dans les mêmes détails pour ce qui concerne les conducteurs et gardes-freins serait se livrer à d'inutiles redites.

Qu'il suffise de dire que la durée étant équivalente, la différence ne porte que sur la nature et la répartition du travail. Ainsi pour une durée de 9 heures $^{1}/_{4}$ de travail, il y en a 6 $^{1}/_{2}$ de service de fourgon, le reste se répartit entre la reconnaissance des trains avant et après départ, les stationnements qui durent moins de 1 heure $^{1}/_{2}$, le trajet pour gagner le lieu de prise du service (parcours H. L. P. : dit Haut-le-Pied).

Sur 30 journées consécutives il y en a huit de travail de nuit; pour les 22 autres, le repos de nuit est pris à la résidence de l'agent 18 fois, dont 2 après une journée de repos et 16 après une journée de travail, le repos de nuit est pris 4 fois hors de la résidence après une journée de travail, la planche ci-jointe indique dans quelles conditions d'installation est pris le repos hors de la résidence pour toutes catégories d'agents des trains.

La Compagnie du Nord fait donc tous ses efforts pour assurer le maximum de bien-être et de sécurité pour leur santé à tous ses agents suivant les besoins. Elle se prête toujours aux améliorations réalisables dont elle reconnaît l'utilité; elle ne saurait encourir la responsabilité des conséquences qui, pour chacun de ses agents, résultent de la manière dont il règle sa vie hors du service qu'il lui doit. Elle ne s'en désintéresse pas, mais limite forcément son action à des conseils sous forme d'instructions générales et spéciales, sans autre sanction possible.

(Empêché, au dernier moment, de me rendre à Berlin, je priai mon ami, le Dr Létienne, avec qui je devais assister au Congrès, de vouloir bien me rendre le service d'y lire mon Rapport, ainsi que les remarques suivantes que j'y avais ajoutées ; ce qu'il s'empressa d'accepter).

Au reçu des rapports de mes honorables co-rapporteurs MM. les Docteurs Csatary et Schwechten, j'ai été surpris de constater que les termes dans lesquels était posée notre commune question n'avaient pas même signification en allemand et en français.

Le mot « Verkehrswesen » m'a été donné avec le sens général de « Transports en Commun » sans distinction d'espèce.

Au contraire, pour mes deux confrères, il signifie « Transports en Chemin de fer » ; le titre français du rapport de M. le Docteur Csatary « Influence du service des Chemins de fer sur la santé des employés » l'indique avec précision. Pourtant le vocable « Traffic », employé comme équivalent de « Verkehrswesen » dans le titre anglais de nos trois rapports, n'implique pas l'idée exclusive de « Chemin de fer », il l'englobe.

Si j'avais compris qu'il fût seulement question de chemins de fer, j'aurais présenté au Congrès l'aperçu d'une statistique médicale, détaillée par catégories, de l'ensemble du personnel du Chemin de fer du Nord et je n'aurais pas limité mon étude au seul personnel des trains.

Quelle que soit la manière dont on veuille poser la question, elle ne peut être résolue sans l'aide des statisques à base identique et à cadre uniforme.

Il me semble évident que si l'on veut faire accepter aux entrepreneurs de transports en commun l'utilité de certaines améliorations, ou leur fournir des arguments contre des critiques injustifiées, il ne suffit pas d'avoir raison, il faut prouver chiffres en main que l'on a raison.

Les conclusions du rapport de M. Csatary sont très rationnelles et je me garderais bien de les contredire, mais je suis obligé de constater que la statistique qu'il nous donne à l'appui manque de détails; on y trouve uniquement le nombre global des blessés avec celui des morts, puis le nombre global des cas de maladies avec les chiffres des guérisons, améliorations et décès, sans subdivision, sans commentaire, sans matière à discussion.

Il n'en est pas de même pour le rapport de notre honorable Président de Section, M. le Docteur Schwechten. C'est avec plaisir que j'ai vu combien nous sommes tous deux également convaincus de la nécessité de statistiques précises et comparables, ainsi que des difficultés à surmonter avant d'en obtenir d'où l'on puisse tirer en toute sécurité des conclusions fermes pratiquement efficaces.

Tous deux nous avons l'espoir que la discussion qui s'engage incitera les administrations de chemins de fer, comme de toutes les entreprises de transports en commun, à favoriser la création de statistiques à base uniforme.

Dans mon rapport, à l'inverse de mon honorable confrère, je n'ai pas tenu compte des blessures. Voici mes raisons :

Au point de vue du traumatisme au cours des transports, les risques des agents et ceux des voyageurs sont les mêmes; en admettant une relation possible entre le degré du risque et la grandeur du trajet parcouru, on ne saurait dénier le record kilométrique aux agents des trains ; mais il en est un peu des accidents comme des loteries, on peut mettre indéfiniment à la loterie sans jamais gagner un lot.

Le hasard, qui joue un rôle énorme dans la répartition des victimes d'un accident, pèse quelquefois plus lourdement sur les voyageurs que sur les agents, lorsque, voyant le danger assez à temps, ceux-ci peuvent s'en mettre plus ou moins à l'abri pendant que des voyageurs seront brûlés par le feu ou la vapeur de la locomotive, ou bien écrasés par les débris du wagon où ils sont installés. L'ingénieur seul peut conjurer ces dangers. C'est à lui qu'il appartient d'assurer la régularité dans la circulation des trains, la perfection du matériel roulant ; la sécurité sur une bonne voie bien surveillée.

Quand le médecin a constaté et certifié que le personnel soumis à son examen a les qualités requises pour un bon service, il a rempli tout son rôle de prévoyance. La statistique des blessures a pour lui une utilité autre. Au service médical du Nord, elle a pour but de rechercher si les blessures ont été bien soignées, si la lenteur de la guérison, si le degré de l'incapacité consécutive ne sont pas dus à une thérapeutique défectueuse, si les pronostics à formuler pour application de la loi sur les accidents du travail sont légitimement formulés.

La morbidité est une tout autre affaire, nous ne la tenons pour professionnelle que quand elle est l'effet d'une cause agissant avec persévérance, et avec une intensité plus ou moins oscillante pendant le cours des années d'exercice de la profession.

Ici le médecin est seul compétent dans la recherche de la cause, dans l'établissement de la statistique qui l'aidera à déterminer cette cause, et dans le choix des meilleurs moyens prophylactiques à proposer aux chefs d'entreprise.

Le défaut des statistiques actuellement utilisables est, pour la plupart, de n'embrasser qu'un nombre restreint d'années et surtout de n'avoir pas toutes une base identique.

Telles qu'elles sont leur intérêt pratique justifie notre désir de les perfectionner sans cesse.

En comparant les résultats exposés dans les travaux de Rüdlin sur les chemins de fer Prusso-Hessois, de Becker sur ceux de l'État Austro-Hongrois, de Zeitlmann sur ceux de Bavière, M. Schwechten relève une contradiction entre les chiffres des deux premiers et donne de cette contradiction une explication très judicieuse. Pour lui, le désaccord proviendrait de ce que leurs statistiques ont une base différente.

Ma statistique appuie cette manière de voir, car, pour l'ensemble du personnel, son pourcentage est comparable à celui de Becker, tandis que pour le personnel des trains seul, mes chiffres sont d'accord avec ceux de Rüdlin, aussi suis-je tout à fait de l'avis de M. Schwechten quand il dit :

« Des quelques chiffres que je viens de communiquer sur différentes administrations de chemins de fer, il ressort déjà un fait :

« C'est qu'il est extraordinairement difficile d'établir une comparaison entre les différentes administrations, ainsi qu'entre leurs statistiques, quand les différentes maladies et les différents services ne sont pas groupés d'une façon similaire. »

Dans la statistique Bavaroise, Zeitlmann vise le rôle des saisons; je n'ai pas cru devoir produire les chiffres de ma statistique sur ce rôle, car l'influence saisonnière commune aux habitants qui vivent sous le même climat agit sur chacun d'eux suivant ses aptitudes morbides propres ; les bronchites, entérites, rhumatismes et autres ne semblent pas nécessiter chez les agents des trains d'autres précautions que celles qui sont indiquées au Chemin de fer du Nord dans les Instructions sur l'Hygiène jointes à leur livret professionnel, préaucautions dont l'Administration favorise la réalisation de la manière la plus large.

Se basant sur son expérience personnelle et sur l'examen consciencieux des statistiques analysées dans son rapport, le Dr Schwechten se croit autorisé à formuler la proposition suivante :

Il n'existe pas, du moins en Allemagne, de maladie professionnelle spéciale aux employés de chemins de fer.

Je me crois à mon tour autorisé à formuler la même proposition pour la France. Mais sous réserve de ce qui concerne les chemins de fer où, comme dans les Métropolitains, le service des agents est presque exclusivement souterrain et sur lesquels je ne possède aucun document qui puisse nous renseigner sur les caractères de sa nocuité probable.

J'ai dit, dans mon rapport, pourquoi je ne m'étendais pas sur la question de la tuberculose ;

M. Schwechten en parle avec détails, sa conclusion est identique à la mienne et je suis de son avis quand il déclare que : « Dans l'exploitation des chemins de fer on ne constate pas l'existence de conditions spécifiques favorisant spécialement la propagation de la tuberculose » et aussi quand il dit : « le séjour à l'air libre et pur s'oppose, dans les chemins de fer comme ailleurs, à l'extension de la tuberculose ».

Je puis confirmer son opinion par des chiffres : sur 139 circonscriptions médicales du réseau du Nord, on n'en a trouvé que 47 où la présence de tuberculeux ait été constatée sous la mention Bronchite α, β ou γ, suivant que la tuberculose est seulement suspectée, confirmée, mais curable, ou incurable; la tuberculose incurable (Bronchite γ) n'a été révélée que dans 15 de ces circonscriptions à centres urbains importants. Dans 92 circonscriptions toutes rurales il n'y avait pas de tuberculeux. Le numéro matricule de chaque tuberculeux est toujours porté au tableau statistique, ce qui permet de ne pas confondre les anciens et les nouveaux et de suivre chacun d'eux dans l'évolution totale de son mal, y compris les temps de séjour au Sanatorium ou hors du service.

En fait, et sans discuter davantage, je me trouve en communion d'idées sur le fond de toutes les questions, avec mon confrère, nous n'aurons qu'à nous entendre pour donner la même forme aux conclusions que nous avons à soumettre à vos votes avec l'espoir qu'il seront favorables.

En terminant, je me permets d'appeler votre attention sur les annexes à mon rapport ; vous y verrez le mode, la nature, la durée, la répartition du travail des agents des trains, leur alimentation, leurs vêtements, le règlement pour l'usage des dortoirs et réfectoires qui leur sont spécialement affectés, une planche en phototypie des bâtiments ad hoc, organisation à laquelle la Compagnie du Nord est toujours prête à apporter les améliorations dont l'utilité lui paraîtrait évidente (1).

(1) On comprendra que les planches et tableaux auxquels il a été fait allusion au cours de ce chapitre n'aient pu tous trouver place dans ce volume.

LE SERVICE MÉDICAL
DANS L'ASSURANCE SOCIALE

Rapport fait à la VIIIe session du Congrès International des Assurances sociales, tenu à Rome, octobre 1908.

Pour répondre à l'invitation qui m'a été faite, le mieux me semble être d'exposer les conditions de bon fonctionnement du service médical d'une grande Compagnie de chemins de fer française.

En effet les Compagnies de chemins de fer étant en France leur propre assureur, les attributions de leurs médecins se confondent souvent avec celles du médecin d'assurance.

En établissant ainsi un tableau de comparaison entre une organisation qui fonctionne et une organisation similaire à créer, je m'efforcerai de ne sortir ni de la question, ni des limites imposées par le règlement du Congrès.

Dans les Compagnies de chemins de fer, peut-être plus encore que dans d'autres entreprises de transport, les agents de tout ordre doivent posséder, au maximum, les qualités intellectuelles, morales et physiques adéquates à leur emploi, qualités dont la permanence est liée au maintien du parfait équilibre de la santé. En conséquence le médecin a sa part dans le fonctionnement des Compagnies.

En effet, avant toute appréciation des qualités intellectuelles et morales d'un candidat par les fonctionnaires compétents, il est bon d'être fixé déjà sur sa valeur physique dont l'estimation est l'un des attributs du médecin.

Quand l'agent atteint de maladie, ou victime d'accident, doit interrompre son travail, c'est au médecin qu'il appartient d'affirmer la nécessité de l'interruption, comme aussi la possibilité de la reprise et de conseiller, s'il y a lieu, la mise en réforme ou à la retraite d'un incurable devenu inapte à son emploi. Les Compagnies doivent pouvoir compter sur l'impartialité, la sincérité, le savoir, l'expérience et le zèle des médecins à qui elles confient ainsi le contrôle de la santé de leurs agents avant et après l'admission.

En ce qui concerne le traitement des malades et blessés, il est un principe irréfutable et déjà inscrit dans les lois françaises : on ne peut imposer à qui que ce soit les soins d'un médecin qui n'a pas sa confiance. Il en découle naturellement que personne ne peut être mis dans l'obligation de procurer des soins à qui pourrait les refuser.

Mais les Compagnies ont le plus grand intérêt à ce que l'agent malade ou blessé guérisse vite et bien. Il est non moins évident que de son côté l'agent n'a pas de plus puissant intérêt avouable que de guérir promptement et solidement.

Le mieux pour les Compagnies est donc de ne pas limiter à un simple contrôle l'intervention des médecins, mais de les charger, en outre, de donner aux agents malades ou blessés des soins qu'ils sont non moins intéressés à accepter, et qu'ils acceptent presque tous sans objection, au contraire !

Libres de s'adresser à d'autres médecins, leur inspirant plus de confiance, les agents ne peuvent, sous peine de suspicion légitime, se soustraire au contrôle des médecins attitrés des Compagnies.

Le médecin de chemin de fer doit encore pourvoir aux mesures nécessaires en cas d'accident, comme à toute autre mesure du ressort d'un service médical.

En résumé il doit être à la fois gardien de l'entrée, contrôleur de la santé, médecin traitant, secouriste, auxiliaire du Contentieux, conseiller d'hygiène, mêlé à tous et à tout, partout, à tout moment, sans négliger sa clientèle privée, car non seulement elle l'aide à vivre, mais en s'y adonnant il cultive son sens pratique au bénéfice de tous, y compris le personnel des Compagnies.

On conçoit aisément qu'un médecin ne puisse exercer que dans une zone circonscrite, et qu'il soit fatalement nécessaire de diviser un réseau de chemins de fer en circonscriptions nettement définies, dont le service médical soit adapté à des conditions particulières, variables suivant l'importance des centres urbains que comprennent ces circonscriptions.

Tel est, je le crois, l'ensemble des conditions fondamentales du rendement utile de toute organisation d'un service médical de chemin de fer.

Le bon fonctionnement de pareil organisme est subordonné au choix du médecin ; je dis *choix* parce que l'idée de concours doit, en l'espèce, être rejetée comme irréalisable.

I. — Recrutement des médecins.

Un médecin attaché à une circonscription ne peut être choisi que parmi les médecins exerçant dans la circonscription, dont le nombre répond en général à la densité de la population.

Le titre de médecin du chemin de fer est assez recherché pour que l'on ait rarement à craindre le manque de candidats offrant suffisante garantie.

D'autre part, le nombre des médecins à choisir dépend du chiffre d'effectif des agents domiciliés dans la circonscription.

Sans aucun doute, il est avantageux qu'un seul des médecins, s'il doit y en avoir plusieurs, ait l'entière responsabilité du service et réside, si possible, au centre le plus important de la circonscription.

Les autres médecins feraient fonction d'adjoints, le choix de la résidence serait pour eux subordonné aux convenances du service.

Dans tous les cas, en l'absence de références déterminantes, le choix doit toujours porter sur des médecins expérimentés et jouissant notoirement de l'estime et de la confiance des habitants.

Sur tous ces points, je ne vois pas matière à discussion.

Tout service rendu mérite rétribution.

Les liens qui unissent les Compagnies à leurs médecins sont plutôt ceux de client à médecin que de patron à employé; le mode de rétribution se ressent de la différence.

Avec son client, le médecin peut consentir l'abonnement ou le règlement à la visite.

Avec une Compagnie de chemin de fer, la situation change; l'emploi étant sollicité, la candidature du médecin présuppose fatalement l'engagement de se conformer aux usages et règlements de la Compagnie sollicitée.

La valeur du titre se mesure aux efforts faits pour l'obtenir. La lutte entre candidats peut être chaude; de part et d'autre les recommandations s'ajoutent aux recommandations; la formule usuelle est le zèle inlassable, le désintéressement absolu.

Les Compagnies ont intérêt à ne pas escompter ces bonnes dispositions, dont la chaleur finit toujours par s'atténuer dans une certaine mesure; le mieux est de savoir les entretenir sans demander au médecin plus qu'il ne peut donner.

En ce Congrès d'études sociales, je crois ne pas

sortir de mon sujet en saisissant une occasion d'appeler un instant l'attention sur la position sociale du médecin, presque toujours imparfaitement comprise.

Subordonné aux imprévus incessants de la profession, jamais il n'est le maître absolu de son temps; pour lui, le repos hebdomadaire est un mythe, l'alternance quotidienne plus ou moins régulière du travail, du loisir et du sommeil, un rêve; nuit et jour, il lui faut répondre à des appels, dont l'urgence est parfois injustifiée et la rémunération souvent aléatoire.

Exposé à toutes les contagions qu'il serait déshonorant de fuir, il vit sous la constante menace d'un danger qui ne s'atténue que peu à peu, grâce à une sorte de vaccination globale, fruit de l'accoutumance, qui semble conférer au praticien devenu vieux une immunité relative.

Je n'insiste pas sur le poids des responsabilités toujours lourdes, quelquefois terribles, qui lui incombent.

Je reviens aux modes de rémunération des médecins de chemins de fer.

Cette rémunération comporte plusieurs éléments :

1. La valeur du titre. Dans les régions où les médecins sont en nombre restreint et en concurrence active, il rehausse avantageusement la notoriété du possesseur; il peut être pour lui raison suffisante d'acquérir et conserver le titre de médecin du chemin de fer.

2. La possibilité de voyager gratuitement ou à des prix spéciaux.

3. Une juste rétribution pécuniaire. Sera-ce au tarif ou à l'abonnement?

Le tarif comporte une comptabilité particulière du nombre des visites et des interventions diverses; il ouvre une large porte aux contestations, et ne semble applicable que conjointement avec la création de caisses de secours spéciales, comme en Belgique, Hollande, etc.

L'abonnement consiste en un traitement à échéance fixe (mensuel, trimestriel, semestriel ou annuel) dont la base peut être le nombre des agents appartenant à la circonscription, ou seulement le nombre d'agents traités annuellement suivant la moyenne d'un certain nombre d'années.

En Allemagne, où la loi sur l'assurance contre les maladies a provoqué la création de caisses spéciales, les médecins attachés à ces caisses sont habituellement les mêmes que ceux du chemin de fer. Ceux-ci sont rémunérés suivant le nombre des agents, d'après un taux différent selon qu'ils sont chefs de famille ou célibataires, et par un tarif applicable seulement à des cas spéciaux.

En France, et notoirement à la Compagnie du Nord, l'appointement est fixe et mensuel, mais les cas spéciaux peuvent, sans tarif, être l'objet d'une gratification personnelle.

Il ne m'appartient pas de me prononcer sur le meilleur mode de rémunération, je laisse ce soin à plus compétent que moi en matière financière, je m'arrêterai seulement sur une question connexe : la sanction en cas d'irrégularité dans le service. Si le médecin est simplement agréé, il suffit de cesser de le requérir et d'en agréer un autre, s'il est commissionné et que sa nomination soit renouvelable à date fixe, la crainte de voir cesser le mandat suffit à entretenir le zèle ; si le commissionnement est sans limite, on peut, comme à la Compagnie du Nord, commencer par un traitement qui semble toujours suffisant au début, mais susceptible d'augmentations périodiques dont l'attente est un stimulant efficace, et supprime les intrigues qu'entraîne un renouvellement de mandat à époque fixe, créant une période électorale.

J'ai dit qu'il semblait nécessaire que, dans chaque circonscription médicale, il n'y eût qu'un seul médecin responsable envers l'Administration, mais si le nombre des circonscriptions est trop élevé, l'unité du service serait impossible si un Service médical central, en relation directe avec l'Administration centrale, n'était chargé de maintenir l'unité nécessaire. On peut concevoir plusieurs centres, répartis par grandes circonscriptions administratives, ayant chacun un médecin appelé médecin principal en France, médecin de confiance en Allemagne, ou bien un centre unique, comportant à la fois un chirurgien et un médecin, dont l'un, suivant les convenances de l'Administration, assumerait la responsabilité générale du service tout entier, qui incomberait à l'autre en l'absence du premier.

La suite de ce rapport fera mieux ressortir les avantages et les inconvénients des solutions diverses ci-dessus, reconnues possibles.

Voyons maintenant ce qu'il advient quand l'agent et le médecin sont en présence et commençons ab-ovo, c'est-à-dire quand le futur agent se présente au médecin, juge de son aptitude physique.

II. — Examen des candidats.

L'intérêt des Compagnies est de n'employer que des hommes valides, l'intérêt du postulant est de ne pas être admis à un emploi au-dessus de ses forces présumées.

La responsabilité du médecin qui décide est donc bien grande, aussi doit-il apporter à son examen la plus minutieuse attention et lui consacrer sans ménagement tout le temps nécessaire. Les Compagnies doivent tenir le plus grand compte de cette nécessité en n'adressant, à la fois, au médecin qu'un nombre limité de candidats pour examens successifs, afin de lui épargner la fatigue troublante d'une attention trop longtemps soutenue.

D'ailleurs, pour parer aux effets toujours fâcheux, en l'espèce, de ce genre de fatigue, et assurer en même temps une indispensable uniformité, le médecin sera tenu de suivre une à une, sans en pouvoir omettre, les questions méthodiquement classées sur une feuille dite certificat de santé ; après y avoir inscrit ses réponses il y formulera ses conclusions et apposera sa signature.

Mais entre l'aptitude évidente et l'inaptitude indéniable, également flagrantes, il y a une assez large place au doute. C'est alors que se dresse le spectre des influences locales, et qu'il est bon d'y soustraire le malheureux médecin, dont on comprend l'hésitation devant la responsabilité qui le menace de droite et de gauche : il joue sa clientèle et même son poste.

Le seul moyen de le décharger de la responsabilité est l'appel au chef du Service médical, qui la prend entièrement à sa charge.

Le mieux serait que tous les candidats fussent examinés par une Commission de médecins avec adjonction d'un fonctionnaire de l'ordre administratif. Il en est ainsi dans certaines Compagnies.

Si un certificat de santé pareil ou analogue pouvait être établi avant embauchage dans les entreprises industrielles, il est certain que l'élimination des tuberculeux, diabétiques, albuminuriques, artério-scléreux, cardiaques, débiles, borgnes ou autres porteurs de tares, aurait une influence atténuante peut-être sur le nombre des blessés, mais assurément sur la durée de traitement et les suites des blessures, notamment les décès. Les frais de semblable organisation seraient-ils compensés, les Compagnies d'assurances aidant ? De bonnes statistiques le diraient, elles sont encore à faire.

Quoi qu'il en soit, les certificats de santé constituent un point de repère permanent, au cours de la vie professionnelle des agents.

Nous verrons comment, à la Compagnie du Nord, un agent ne peut se présenter devant le médecin, ou être vu par lui, sans qu'il ait en mains un carnet sur le premier feuillet duquel est reproduit le certificat de santé d'entrée, puis ceux qui auraient pu suivre soit aux époques de revision périodiques, soit après maladies graves avant reprise du travail. J'aurai à revenir sur ce point.

III. — Contrôle et soins médicaux.

S'il est possible, l'agent malade ou blessé doit aller au médecin ; dans le cas contraire, le médecin se déplace.

Dans le premier cas, la consultation a lieu, soit au domicile du médecin, soit dans un local spécial ; dans le second cas, c'est la visite à domicile, sinon l'hospitalisation.

Prenons un exemple concret.

La statistique médicale du Chemin de fer du Nord de 1906 donne pour l'effectif du personnel le chiffre de 46,955, réparti entre 145 circonscriptions, très inégalement; 29 circonscriptions comptent 400 agents ou plus, les autres moins; les chiffres extrêmes sont 4 177 pour Paris et 19 pour Montdidier; ajoutons que la longueur kilométrique d'une circonscription est généralement inverse du nombre des agents, en sorte que si, dans l'une, le médecin peut voir plusieurs agents en une heure, dans l'autre, il peut lui falloir plusieurs heures pour visiter un seul agent.

Ceci posé, il est bien évident que dans une circonscription au nombre d'agents trop restreint, médecins et agents doivent aller l'un chez l'autre pour consultation ou visite. Au-dessus d'un certain chiffre, l'installation d'un service de consultation avec matériel approprié et approvisionnement d'objets de pansements, dans la mesure des besoins présumés, s'impose.

Les heures fixes d'admission à la consultation sont portées à la connaissance des agents. Ces installations constituent de bons postes de prompt secours.

Si dans les salles de consultation le médecin doit être mis en possession des ressources nécessaires, dans les visites à domicile, c'est à lui de pourvoir aux besoins du cas particulier.

Le médecin est naturellement esclave de l'urgence, mais il n'a pas le don d'ubiquité, c'est au plus pressé qu'il doit courir; lui seul est le juge.

Comme le plus grand mal est toujours celui qu'on a, on veut toujours être le premier servi, sinon grief, sujet de plainte, frottement d'ordinaire facile à ajuster.

Graisser les rouages est l'une des attributions des médecins principaux et des médecins en chef.

IV. — Hospitalisation.

L'hospitalisation doit nous arrêter davantage.

Cette question de l'hospitalisation intéresse au même titre toutes les entreprises assujetties à la loi sur les accidents du travail.

Est-il utile de créer des hôpitaux exclusivement affectés aux victimes d'accidents du travail ?

Songeons que pas le moindre point du corps n'est à l'abri du traumatisme, que le point frappé peut être le siège d'une lésion préexistante déjà, en marche vers une issue fatale, que l'accident peut éveiller une diathèse qui sommeille, si toutefois elle n'est pas en plein éveil; provoquer ou aggraver des troubles psychiques, d'une ténacité désespérante, qui peuvent même avoir une influence nocive sur les voisins d'une salle commune, que le cours du traitement d'un accidenté peut être traversé et troublé par des complications imprévues, des maladies intercurrentes de toute nature.

Après avoir songé à toutes ces choses, on peut se rendre compte de la complexité de la médecine des accidents du travail; nous la voyons implantée partout dans le domaine nosologique entier et nous apercevons que l'hôpital spécial, rêvé par quelques-uns, serait le plus général de tous les hôpitaux.

Supposons-le fondé, muni d'un matériel de premier choix, pourvu d'un personnel d'élite comprenant des spécialistes nécessaires, d'une expérience éprouvée, assez vaste pour ne pas redouter l'insuffisance de place, il restera à trouver les voies et moyens d'y amener sans retard, sans danger, sans fatigue, les destinataires exempts du droit de contrainte. Comme il est impossible de songer à concentrer sur un point unique les accidentés de Brest, de Dunkerque, de Vintimille et d'Hendaye, il faudrait choisir des points de concentration multiples, y construire autant d'établissements similaires, et en quel nombre?

Est-ce que partout les accidentés ne seront pas

d'instinct, sans discussion, conduits en droite ligne à l'hôpital le plus proche, pour cette seule raison qu'il est le plus proche, et sans souci de l'existence plus lointaine d'un hôpital fondé à leur intention, si cet hôpital n'a pas déjà imposé la confiance? Le désir de rester à proximité des parents et amis, la crainte pour un époux de laisser son conjoint seul à la maison, ne sont-ils pas des motifs suffisants à donner la préférence à l'hôpital le plus proche? Dans ces conditions comment pouvoir estimer le quantum probable de la clientèle du nouvel hôpital avant de le construire dans la juste mesure économique? Car le but n'est pas l'assistance, mais la réduction des frais de l'indemnité-assurance, la compensation est le moins qu'on puisse tenter d'obtenir; ici s'arrête ma compétence.

A la Compagnie du Nord toute idée de création d'un hôpital lui appartenant a été écartée, avec raison suivant moi.

Quand l'hospitalisation s'impose, ou est simplement proposée par le médecin, c'est au plus près qu'est adressé l'agent, sauf le cas spécial où le mieux est évidemment de le confier dans un autre hôpital aux soins d'un praticien de compétence spéciale. La Compagnie paie les frais de séjour s'il s'agit d'un accident du travail, sinon elle laisse à l'agent le soin de régler lui-même avec l'hôpital, comme aussi avec le médecin étranger à la Compagnie qu'il aurait choisi pour être soigné à domicile ; elle se réserve de rembourser à l'agent ses frais de maladie dans la mesure qui lui paraît juste et seulement sous forme de secours.

En n'ayant pas d'hôpital exclusivement à elle, la Compagnie a entre autres avantages celui d'éviter un surcroît de responsabilités qui est bien loin d'être négligeable.

Je crois en avoir assez dit au sujet de l'hospitalisation.

V. — Carnet médical individuel.

Dans une Compagnie de chemin de fer, il est de règle que jamais l'agent ne se rende auprès du médecin ou ne reçoive sa visite, sauf urgence, sans l'intermédiaire de l'Administration. Elle donne à son agent un bulletin spécial en l'adressant au médecin, ou bien envoie au médecin un bulletin qui l'avise d'une visite à faire à un agent. Au Chemin de fer du Nord, dans les deux cas le bulletin est accompagné du carnet médical individuel de l'agent.

Après avoir inscrit ce qu'il y doit mentionner,

le médecin renvoie à l'Administration bulletin et carnet suivant un mode établi.

Ce carnet médical individuel, créé pour tous les agents de la Compagnie, fonctionne depuis le 1er août 1900. En même temps que la date de chaque consultation ou visite, le médecin y mentionne son diagnostic, le traitement prescrit, le repos accordé, et toute observation utile.

En conséquence, sans qu'il ait à faire appel à ses souvenirs et à ceux de son patient, plus ou moins lointains et incertains, le médecin connaît, par une simple lecture, tous les antécédents morbides d'un agent depuis la date d'établissement de son certificat de santé à l'entrée.

On ne peut nier que ce soit un grand avantage et pour le médecin traitant et pour l'agent traité.

Ce n'est pas le seul avantage du carnet médical, il est aussi la base indispensable, non seulement de statistiques générales relatives à la santé de l'ensemble du personnel, mais, par surcroît, de statistiques partielles complètes relatives à la santé d'un groupement professionnel.

Dans un rapport sur « l'Influence du travail professionnel sur la santé dans les services de Transports en commun » que j'ai été chargé de présenter au XIVme Congrès International d'Hygiène et de Démographie réuni à Berlin du 23 au 29 septembre 1907, j'ai donné un exemple de l'incontestable utilité de cette source de renseignements pour la connaissance de la morbidité, la recherche des causes, le choix des meilleures mesures prophylactiques à proposer aux chefs d'entreprises, tous objets de la compétence exclusive du médecin, alors que l'ingénieur seul est compétent pour conjurer les dangers d'accidents. A ce propos je disais :

« Quand le médecin a constaté et certifié que le
« personnel soumis à son examen a les qualités
« requises pour un bon service, il a rempli tout
« son rôle de prévoyance. La statistique des bles-
« sures a pour lui une utilité autre. Elle a pour but
« de rechercher si les blessures ont été bien soi-
« gnées, si la lenteur de la guérison, si le degré
« de l'incapacité consécutive ne sont pas dus à
« une thérapeutique défectueuse, si les pronostics
« à formuler pour application de la loi sur les acci-
« dents du travail sont légitimement formulés. »

Dans le Service médical qu'elles désirent créer, les Compagnies d'assurances peuvent-elles introduire la mise en pratique d'un système de carnets individuels émanant des assurés, seuls en contact journalier avec leurs ouvriers et employés?

Ce que je puis dire sans crainte d'erreur, c'est que la solution du problème suppose *a priori* la certitude de l'inviolabilité du secret professionnel confié à ces carnets. Car c'est le carnet individuel qui est le vrai dépositaire des secrets.

L'administration du Chemin de fer du Nord tient tellement à ce que le secret médical ne soit pas violé que le Service du Contentieux, lui-même, refuse formellement de prendre connaissance du contenu du carnet; bien plus, il refuse de le produire en justice. De son côté, la justice ne permet que la communication à l'expert désigné, et encore à seul titre de renseignement propre à faciliter sa tâche.

En vue du but visé le carnet a été dédoublé en une partie inviolable purement médicale et une partie maniable purement administrative; l'enveloppe médicale porte, imprimé bien en vue, le texte de l'article du Code pénal punissant de l'emprisonnement (de 1 à 6 mois) et de l'amende (100 à 500 francs) le révélateur du secret confié.

Le carnet médical individuel est uniquement l'auxiliaire des médecins en les éclairant sur le passé du malade, il leur fait mieux et plus vite comprendre le présent et juger du traitement à prescrire.

Si l'agent isolé en tire un profit sérieux et indéniable, le personnel en son ensemble y trouve de même un bénéfice très appréciable, car, je le répète, le carnet est la base d'une statistique dont les renseignements anonymes, fort instructifs, permettent de mieux discerner les moyens les plus propres à améliorer le bien-être du personnel.

Si dans de grands établissements industriels on peut, avec quelque chance de succès, essayer un système de sélection par examen médical avant l'embauchage, et d'enregistrement des fluctuations de la santé au cours des années d'attache continue à l'établissement, on en conçoit la difficulté dans les industries à chômage intermittent, et même l'impossibilité dans des entreprises de travaux nomades dont les changements de place, et même de région, imposent, chaque fois, le recrutement d'un nouveau personnel de travailleurs d'abord et d'un nouveau médecin attitré ensuite. Ici encore on fait comme on peut et non comme on veut.

VI. — Secours en cas d'accident.

A qui peut incomber la responsabilité d'un accident, incombe de ne se laisser jamais prendre au dépourvu par l'imprévu. En prévision d'accident possible, isolé ou collectif, il a le double devoir de rendre aussi courte et inoffensive que possible la période qui précède l'arrivée du médecin, puis d'être toujours prêt à procurer au médecin, dès son arrivée près du blessé, tout ce qui est indispensable à une intervention efficace.

L'application de cette formule comporte de sérieuses distinctions.

Entre le travailleur sédentaire et le travailleur circulant la différence est grande!

L'accident du travail surprend le sédentaire à l'atelier dont le siège est toujours le même, au cours d'un travail toujours le même, les traumatismes possibles étant toujours les mêmes. Celui qui ne sait pas parer à des contingences si constamment les mêmes, ne peut s'en prendre qu'à lui seul du fardeau de sa responsabilité.

Hors de l'atelier le hasard règne en maître, faut-il donc s'y abandonner et ne rien prévoir?

Il est superflu de poser la question, tellement la réponse négative s'impose.

Une Compagnie de chemin de fer a un personnel sédentaire et un personnel qui circule, dit : personnel actif. Son champ de responsabilité est illimité, il comprend tous les traumatismes possibles en accidents isolés et en accidents collectifs, avec cette particularité que le domaine où s'étale la responsabilité, si vaste soit-il, forme un tout continu et que de tous les points de ce domaine il est possible de concentrer à la fois et vite des secours sur un point unique. Mais, quoi qu'il arrive, on ne peut compter sur l'instantanéité ; la rapidité est toujours subordonnée à la distance du dépôt de matériel de secours et à la proximité des médecins.

En tout cas, pour faire bien il faut obéir à certains principes.

Le premier, visant l'avenir du blessé, est que toute plaie soit, dès l'abord et sans cesse, protégée contre les germes infectieux ; il n'y peut être dérogé que si la nécessité s'impose d'arrêter à tout prix une hémorragie menaçante, après quoi l'antisepsie reprend ses droits rigoureux. Le corollaire de cette règle inflexible est l'abstention voulue de toute intervention sur place. Cette règle d'abstention suivie dans la chirurgie d'armée doit être appliquée non moins sévèrement dans la chirurgie des accidents et peut se formuler ainsi : *Pansements sur place, opération en lieu sûr.*

Le pansement sur place comporte deux phases dont la deuxième commence à l'arrivée du médecin, la phase qui précède est l'objet d'instructions spéciales à l'usage du personnel; elles sont réunies en une brochure dont les principaux chapitres concernent le relèvement et le transport des blessés, les plaies, les hémorragies, la perte de connaissance; une partie est réservée à un certain nombre d'accidents, maladies ou malaises, qui peuvent atteindre subitement une personne isolée, voyageur ou agent, soit dans une gare, soit dans un train en marche. Ils sont classés par ordre alphabétique depuis l'accouchement jusqu'au vomissement, en passant par l'asphyxie, la brûlure, les convulsions, fractures, ivresse, etc., avec indication de la conduite à tenir pour chaque espèce.

Mais, dès son arrivée, le médecin prend la responsabilité des soins, encore faut-il qu'on lui fournisse autant que possible les ressources nécessaires. Ce devoir incombe aux Administrations, qui munissent leurs trains, gares. stations et autres lieux appropriés, de boîtes de secours, brancards, approvisionnements de pansements, bien rangés, classés, catalogués, prêts à être utilisés sur place ou transportés au lieu d'un accident.

Dans les cas isolés le médecin peut donc être aisément pourvu de l'indispensable.

Dans les accidents collectifs il est difficile de secourir tous les blessés à la fois, car aux causes communes des retards, il faut ajouter l'insuffisance du nombre des médecins relativement à celui des blessés obligés d'attendre leur tour, réglé par le degré de l'urgence apparente. L'efficacité des soins dépendra encore de la suffisance et de la qualité des ressources dont le médecin disposera. Enfin il est important que lui-même garde impassiblement sa liberté de penser et d'agir, qu'il perdrait bien vite s'il était obligé de rester accroupi ou plié en deux pendant le cours ininterrompu d'une longue intervention.

Tout étant prêt à la mise en œuvre, le médecin devra parfaire les pansements et s'assurer que les blessés à opérer sont bien en état d'être conduits sans danger à l'hôpital, ou tout autre lieu approprié, où l'opération sera pratiquée avec le maximum de sécurité.

On doit donc se tenir toujours prêt à transporter et installer à l'endroit imprévu de l'accident un matériel spécial, puis à rapatrier le ou les blessés dans les meilleures conditions. A l'armée, des trains entiers sont aménagés spécialement pour conduire les blessés de la guerre dans des points de concentration fixés et organisés d'avance.

A l'inverse, les accidentés des chemins de fer seront, après le premier pansement, dispersés dans des directions et à des distances variées suivant la destination de chaque blessé qui, dès son arrivée, sera remis aux soins du médecin à qui incombera la cure. Le mieux en l'espèce est de trouver un mode d'installation convenable dans un fourgon ou dans l'une des voitures d'un train de voyageurs.

Les Compagnies de chemins de fer sont donc aux prises avec presque toutes les variétés possibles d'accidents ; il en est de même des Compagnies d'assurances dont les clients, dans leur ensemble, forment un mélange de toutes les industries assujetties à la loi. Mais, si la Compagnie de chemin de fer est partout chez elle et à même d'organiser un Service médical compact, la Compagnie d'assurances, considérée à notre point de vue, n'est chez elle nulle part. L'organisation d'un Service médical uniforme est pour elle affaire autrement complexe, bien que soumise aux mêmes règles.

A l'Association Française des Assurances Sociales (Commission des Accidents du travail, séance du 16 mai 1908), j'ai fait une communication reproduite dans *L'Aide Sociale,* revue mensuelle, sur les secours et soins aux accidentés du travail.

J'ai tout d'abord fixé l'attention sur la nécessité de prévenir les pressants dangers inhérents à la période qui précède l'arrivée du médecin, dangers qu'on peut conjurer par la bonne organisation d'un service de prompt secours.

On en trouve d'excellents modèles dans les grands centres urbains, les grandes usines, grands ateliers et autres lieux de concentration.

Mais loin des centres ces services sont à créer. Partout où cela serait possible, aux moyens de secours contre l'incendie on devrait joindre un moyen de transport (automobile si l'on peut) permettant de mener rapidement, sur appel téléphonique, au lieu même de l'accident, un médecin, ou, en son absence, un infirmier qualifié muni du matériel nécessaire à l'administration des premiers soins contre l'hémorragie et l'infection, puis d'un bon couchage pour le retour du blessé qu'on mènerait sans délai à l'endroit où commencera pour lui la période curative, dans des conditions autrement rassurantes pour l'avenir et moins douloureuses pour le présent.

Si prompt que soit le secours, le temps de franchir la distance compterait moins si tout ouvrier, non sédentaire, allait au travail toujours muni d'un pansement individuel dont il connaîtrait le mode d'application.

Chacun de ces centres de prompt secours pourrait être en même temps un dispensaire où, sous une bonne direction médicale, les accidentés non condamnés au lit recevraient les soins réguliers du personnel chargé du relèvement et du transport des blessés.

Le rayonnement d'action de chaque centre tracerait les contours d'une circonscription précise, analogue aux circonscriptions médicales des chemins de fer, et dont l'étendue toujours modifiable serait proportionnée à la fois aux besoins et aux ressources.

Qui, mieux que les Compagnies d'assurances, dont les agences sont partout disséminées, serait en mesure de prévoir la répartition et l'organisation matérielle de ces circonscriptions dans des conditions économiques dont seules elles connaissent les impérieuses limites?

Tout irait bien pour elles si les accidentés étaient légalement tenus de se soumettre aux soins du médecin désigné par le patron.

C'est ici que gît la difficulté! toute la difficulté!

Dans une note sur les « Lacunes de la loi sur les accidents du travail » je me suis efforcé de montrer combien est évident l'intérêt pour les accidentés de s'en rapporter au patron responsable, si intéressé lui-même à leur assurer une guérison rapide et complète. Mais en même temps comment ne pas reconnaître, ainsi que je le disais au début de ce rapport, qu'on ne peut imposer à qui que ce soit les soins de qui n'a pas sa confiance?

Si le diplôme donne à tous les médecins des droits professionnels égaux, il n'a pas la vertu de rendre égale la confiance qu'ils inspirent, et comme il n'y a pas de loi qui puisse imposer la confiance, le libre choix s'impose. C'est donc à la persuasion et non à la contrainte qu'il faut s'efforcer de recourir. Il faut démontrer que l'accidenté s'adressant à d'autres se met déjà en état de suspicion légitime, et c'est par le choix judicieux de ses médecins régionaux que le Syndicat des Compagnies d'assurances attirera le plus sûrement à lui les accidentés.

Sans aucun doute, la création d'un réseau de prompt secours étalé sur toute la France est œuvre difficile, mais M. Cheysson a très justement fait remarquer qu'avec le concours simultané des communes et des œuvres de bienfaisance les Compagnies d'assurances pourraient surmonter bien des obstacles, et tout particulièrement, ajouterai-je, vaincre les difficultés d'une sélection médicale.

Le siège naturel des centres de prompt secours et dispensaires n'est-il pas le voisinage immédiat des agglomérations industrielles pourvues déjà d'un personnel médical choisi, puis les chefs-lieux de canton où ne manquent pas les médecins chargés de fonctions administratives, inspections diverses, assistance publique et privée, participants aux conseils d'hygiène du département? Dans bon nombre de cantons, un hôpital devient le siège nécessaire du dispensaire désiré, il n'y aurait qu'à en faire le centre du prompt secours.

La difficulté de trouver des médecins de confiance ne serait pas très grande; le but des Compagnies d'assurances serait atteint si elles pouvaient écarter d'office les médecins dont, à tort ou à raison, elles redouteraient des pratiques abusives.

En vertu du « risque professionnel » la loi a fait de l'accident du travail une valeur à lots sur laquelle des courtiers, plus habiles que consciencieux, ont organisé une spéculation fructueuse.

Les Compagnies d'assurances qui en paient les différences ont le devoir de se défendre contre les spéculateurs aussi dangereux.

Il se trouve que la loi ne peut fonctionner sans l'incessante intervention du médecin, seul compétent pour préciser la nature et la gravité de la blessure, en instituer le traitement, dater la guérison, spécifier l'importance des infirmités qui peuvent subsister, etc.

En conséquence, toute fraude implique nécessairement la participation volontaire ou involontaire d'un médecin. En dehors du flagrant délit et de la dénonciation, la fraude ne peut être révélée et précisée que par un médecin, et dans leur défense les Compagnies d'assurances ne peuvent se passer du recours au médecin.

Toutes qualités mises à part, l'un des plus grands méfaits de la loi sur les accidents du travail, est d'avoir semé entre assureurs et médecins une discorde qui, se généralisant, devient grandissante.

Cette lutte entre deux intérêts également légitimes et respectables, le dividende et l'honoraire, a pour enjeu l'accidenté.

En effet les médecins en réclament la libre possession, les assureurs voudraient en être les maîtres. De part et d'autre on cherche à exercer une pression sur le législateur dont la passion est infiniment plus calme.

Si un accidenté est promptement et bien guéri par un honorable médecin, libre de toute attache, le fait de ne s'être pas conformé à un règlement qui lui aurait imposé un autre médecin peut-il en rien modifier la juste compensation due à cet accidenté? La connivence délictueuse entre un accidenté et un médecin échappe-t-elle au code pénal sans une réglementation spéciale? On m'a affirmé, sans désignation, qu'un médecin d'assurances avait favorisé la majoration de dommages-intérêts dans un but électoral; je veux croire la chose fausse, c'est déjà trop qu'elle soit possible.

A quels moyens préventifs recourir pour faire obstacle à de semblables connivences?

VII. — Sur le libre choix du médecin.

On a pensé tout d'abord à la suppression de la liberté du choix; puis, devant l'impossibilité, à la restreindre en faisant porter le choix sur des médecins désignés... par qui?... et combien? à l'exclusion des autres. Une liste de médecins officiellement qualifiés supérieurs aux autres soulèverait presque partout des protestations dont je pressens la violence.

Il n'en serait pas de même avec l'organisation de circonscriptions régionales, dont je viens d'esquisser le projet, où les médecins auraient un rôle analogue à celui que les médecins de chemins de fer ont en matière d'accidents du travail; ils seraient recrutés et organisés suivant un mode semblable.

On a pensé pouvoir refréner les abus en établissant des tableaux spécifiant le temps moyen de traitement de chaque espèce de blessure, temps au delà duquel cesserait le paiement du demi-salaire, et aurait lieu le règlement définitif.

Ce moyen est séduisant; il serait plus efficace si les Sociétés de secours mutuels cessaient en même temps le versement d'allocations quotidiennes dont l'addition au demi-salaire peut rendre le repos plus lucratif que la reprise du travail.

Mais il ne faut jamais oublier que toute moyenne est une abstraction, elle peut ne concorder avec aucun des éléments d'où elle est tirée. Les faits justiciables de la loi sur les accidentés sont si complexes qu'il n'est pas toujours possible de faire entrer dans un cadre commun des faits qui, à première vue, sembleraient pouvoir y tenir. Il est évident que la durée de l'intervention thérapeutique obligatoire, jusqu'à la consolidation, pour employer le terme consacré, n'est pas dans un rapport nécessaire et constant avec l'importance du traumatisme (1).

Il est donc facile de voir que les moyennes les mieux établies n'ont que la valeur d'une indication.

Dès qu'une moyenne est dépassée, l'attention

(1) Entre cette fin de paragraphe et le commencement de celui qui suit j'avais intercalé des considérations textuellement empruntées au chapitre des secours et soins aux blessés, et commençant par : Tel accidenté obligé de garder le lit (et finissant par : avec une sagacité qui est toujours personnelle). On pourra les relire de la page 70 à la page 73.

s'éveille, il faut en trouver la cause ; on la cherche en vertu du droit de contrôle reconnu légalement au patron responsable, ou à son représentant l'assureur.

Leur médecin, après rencontre avec le confrère traitant, les renseignera sur la régularité de la situation, sur l'abus possible des visites, des massages, de la mécanothérapie, des prescriptions de luxe, des interventions injustifiées, abus auxquels on mettrait un terme, ou tout au moins qui seraient constatés par écrit.

Conclusions.

De ce qui précède je crois pouvoir conclure ce qui suit :

I. — L'organisation d'un service médical commun aux Compagnies d'assurances sur les accidents du travail suppose une répartition sur l'étendue du territoire national, et par conséquent doit être fragmentaire.

Les agences des Compagnies y sont réparties géographiquement au mieux de leurs intérêts. Le service médical à créer, nécessairement fragmenté en circonscriptions distinctes, semble *a priori* devoir être identiquement réparti.

II. — Chaque circonscription médicale doit avoir au moins un centre de prompt secours, en vue de rendre aussi inoffensive que possible la période qui précède le premier contact de l'accidenté avec le médecin.

III. — Partout où ce sera possible, le centre de prompt secours sera organisé en dispensaire où les blessés capables de s'y transporter pourront recevoir des soins prolongés.

IV. — Les blessés alités, ou incapables de se déplacer sans danger, seront soignés à domicile ou, s'il est nécessaire, hospitalisés dans un établissement public ou privé offrant toutes garanties, et en relations habituelles avec les Compagnies, si cellesci n'ont pas d'installation de ce genre dans la localité.

V. — Chaque circonscription, pourvue d'un matériel approprié en rapport avec les ressources et les besoins locaux, serait dirigée par un médecin titulaire, assisté, suivant la nécessité, par un ou plusieurs adjoints.

VI. — Le médecin qui par sa situation serait le plus souvent celui du premier secours, serait plus facilement accepté comme médecin traitant, en tous cas il ferait toujours fonction de médecin de contrôle, ce qui lui donnerait droit à un honoraire spécial. Enfin il pourrait se tenir à la disposition des patrons, clients des Compagnies, pour examens de santé avant l'embauchage.

VII. — La réalisation et l'efficacité d'un projet si vaste seraient singulièrement favorisées par l'entente des Compagnies d'assurances, pour une action commune, avec toutes les institutions d'assistance publiques ou privées fonctionnant en France dans chaque département.

CRÉATION
DES
CIRCONSCRIPTIONS HOSPITALIÈRES
EN 1893

A propos des lacunes de la loi sur les accidents du travail (voy. p. 55), j'avais fait allusion à un événement bien antérieur à sa promulgation, je veux parler d'un projet de réformes pour l'examen duquel le Conseil de surveillance de l'Assistance publique de Paris avait nommé une commission de onze membres dont j'ai donné les noms. Sa première réunion eut lieu le 9 mai 1893, sous la présidence de M. Félix Voisin.

M. le Directeur prend la parole et dit s'être borné pour l'étude des réformes à introduire dans le service de santé des hôpitaux, à présenter au Conseil un projet de revision de quelques articles du règlement pour servir de base à la discussion. Son projet repose tout entier sur trois points principaux, qu'il défendra avec énergie, en acceptant d'avance les meilleures modifications du Conseil quant aux moyens d'y parvenir, et qui sont les suivants :

1° Il a voulu supprimer la dualité du mode d'admission des malades dans les hôpitaux, qui, actuellement, se fait concurremment par le Bureau central et par la consultation même du service. Dans ce but, Paris est divisé en circonscriptions hospitalières rattachées à un hôpital déterminé ; l'admission des malades indigents de la circonscription se fera par la consultation de l'hôpital ; par suite, la consultation du Bureau central est supprimée.

2° Cette suppression entraîne comme corollaire la réforme du système actuel des consultations. Le tiers des chefs de service fait aujourd'hui une consultation régulière et personnelle ; un autre tiers, sans s'en désintéresser, la fait faire par des aides ou par des élèves ; un tiers l'abandonne complètement.

En troisième lieu, il s'est préoccupé de la question des assistants. L'administration n'ignore pas la pratique courante qui existe dans beaucoup de services de médecine et de chirurgie, et qui consiste en l'installation, à côté du chef de service, d'un jeune chirurgien qui aide le chirurgien titulaire, qui l'assiste, qui le remplace même quelquefois, bien qu'il ne soit pas investi d'une fonction officielle. L'administration a fermé les yeux pour laisser l'expérience se faire d'elle-même, mais il n'est pas prudent de laisser subsister un état de choses non réglementé, qui peut soulever des conflits, et il y a lieu, aujourd'hui que l'expérience est terminée, de régulariser la fonction des assistants.

En ce qui touche les services de médecine générale, M. le Directeur estime que la présence d'un assistant aurait de nombreux inconvénients, sans autre avantage que celui de permettre au chef de service de se décharger sur un autre des obligations qui lui incombent. En chirurgie, l'assistant est nécessaire au service dans quelques circonstances à déterminer, mais cette nouvelle fonction doit être définie et limitée, pour ne pas tomber dans le grave inconvénient de laisser ouverte à l'arbitraire la porte des hôpitaux.

Il est un corps qui, depuis de longues années, a fait ses preuves, et qu'il conviendrait plutôt de renforcer que d'affaiblir : c'est l'internat. Si l'on doit introduire dans les hôpitaux, entre le chef de service et les internes, une autre personne, il faut, pour ne pas porter ombrage à l'interne, que cette personne soit qualifiée.

En ce qui concerne la division de Paris en circonscriptions hospitalières, M. le Directeur a depuis longtemps indiqué cette solution comme pouvant diminuer l'encombrement des hôpitaux, qu'amène la trop grande facilité des admissions, mais il attendait la publication du rapport de M. Fleury-Ravarin sur l'assistance à domicile, qu'il savait devoir traiter cette question.

Le Conseil supérieur de l'Assistance publique a émis un avis favorable au projet présenté. Dans le cas où le décret serait promulgué, l'administration de l'Assistance publique de Paris aurait trois ans pour le mettre à exécution et pour être tenue à faire fonctionner les circonscriptions hospitalières. Il est donc temps de mettre ce nouveau fonctionnement à l'épreuve, car il ne faut pas dissimuler les difficultés d'établir cette division de Paris en circonscriptions.

M. Brouardel partage l'opinion de M. le Directeur sur l'ensemble de ses propositions de réorganisation du service de santé, et notamment sur les trois points principaux qu'il a mis en lumière. Les réformes proposées répondent bien incontestablement aux desiderata du corps médical des hôpitaux.

M. Perier partage le sentiment exprimé par M. Brouardel. Il déclare, pour sa part, qu'il ne fait pas la consultation de son service et qu'il a un assistant.

M. le Président, en présence des informations de M. le Directeur relativement au dépôt du projet de décret, au Conseil d'État, sur la réorganisation de l'assistance à domicile à Paris, pense qu'il serait intéressant que M. Bonthoux, membre du Conseil de Surveillance et Conseiller d'État, fît partie de la commission. Le projet de décret, en effet, et les propositions que soumet M. le Directeur sur les réformes hospitalières traitent des mêmes questions en ce qui concerne les consultations aux indigents, et M. Bonthoux pourrait éclairer le Conseil d'État sur la contradiction des deux projets de revision.

La commission décide ensuite de passer à la discussion des articles.

La discussion se poursuit de séance en séance, article par article, jusqu'au 6 juillet; à la fin de cette dernière séance le Président met aux voix l'ensemble du projet qui est adopté. La commission désigne comme son rapporteur M. Perier.

Au cours des discussions en séances de commission, il est devenu évident que la création de dispensaires urbains devant entraîner la suppression des consultations à l'hôpital était une tentative non déguisée du nivellement des capacités et compétences, sans le moindre souci du malade, dont la commission a dû prendre la défense.

Aussi m'a-t-il semblé bon d'extraire de mon très long rapport ce qui m'a semblé offrir un intérêt documentaire et de le reproduire ici.

RAPPORT SUR LES RÉFORMES HOSPITALIÈRES

Messieurs,

M. le Directeur de l'Administration vous a présenté un projet de réformes hospitalières, en vous priant de faire diligence, car un autre projet du même ordre, émané du Conseil supérieur de l'Assistance publique, doit être soumis au Conseil d'État. Les deux projets concluent à la division de Paris en circonscriptions hospitalières ; dans le cas où un décret conforme serait rendu, l'Administration aurait trois ans pour le mettre en exécution, c'est-à-dire pour faire fonctionner ces circonscriptions. Il serait donc utile de les établir le plus rapidement possible pour en mettre le fonctionnement à l'épreuve. Répondant au désir de M. le Directeur, votre commission s'est mise à l'œuvre et a consacré de nombreuses séances à l'examen du projet qu'il lui a proposé.

Pour faciliter son travail, la commission a prié M. le Directeur de remanier le plan de son projet où la question de l'admission des malades dans les hôpitaux était confondue avec celle des consultations externes. Les malades qui vont à la consultation d'un hôpital ne se bornent pas toujours à y chercher un avis, mais viennent souvent dans le but d'obtenir leur admission; quelquefois c'est l'inverse: ils venaient demander un simple avis, et l'on est obligé de leur conseiller d'entrer à l'hôpital. Il y a connexité dans la pratique, mais, au point de vue de la réglementation, les deux questions de l'admission et de la consultation, pour être convenablement étudiées, doivent être envisagées à part. Le projet a donc été modifié dans le sens désiré; sous sa nouvelle forme il est divisé en quatre parties:

La première, qui s'occupe de la réforme du mode d'admission des malades dans les hôpitaux;

La seconde s'occupe de la réforme du Bureau central, conséquence de la réforme précédente, et qui elle-même précède naturellement.

La réforme du système actuel des consultations, venant en troisième lieu.

Enfin, dans quatrième partie, se trouve la réglementation des remplacements et du service des vacances.

I

Réforme du mode d'admission des malades dans les hôpitaux.

Actuellement, l'admission des malades dans les hôpitaux se fait soit au Bureau central, soit dans chaque hôpital à la consultation du matin, ou, en cas d'urgence, à toute heure du jour ou de la nuit après examen par l'interne de garde.

Dans la pratique, voici ce qui se passe le plus ordinairement. Un malade se rend ou se fait conduire à la consultation de l'hôpital le plus rapproché de son domicile, si toutefois il n'en préfère un autre, ce qui n'est pas très rare. Si, après examen par le médecin, il est admis, tout est bien. Si, au contraire, faute de place dans le service du médecin chargé de la consultation, ce jour-là, l'admission lui est refusée, on lui conseille ou de revenir le lendemain, ou d'aller au Bureau central. Dans l'impossibilité d'attendre au lendemain, il se rend donc ou se fait transporter (assez souvent aux frais de l'Administration) au Bureau central. Ici nouvel examen, suivi de l'admission, et peut-être encore du renvoi au lendemain. Si le malade est admis, il se peut que ce soit dans l'hôpital même où il s'était présenté inutilement dès le matin. Il y arrive enfin le soir, reçu dans un autre service, il est vrai, mais quelle odyssée lamentable !

Cette dualité dans le mode d'admission, par l'hôpital directement et par le Bureau central, est certainement défectueuse. Si l'un des deux modes doit être supprimé, c'est évidemment l'admission par le Bureau central. L'idée ne peut venir à personne de faire converger chaque jour, vers un même point de Paris, tous les malades désireux d'être à l'hôpital. On a même proposé la suppression des deux modes et leur remplacement par une organisation particulière dont nous allons avoir à dire un mot.

M. le Directeur de l'administration propose la suppression du Bureau central, et, comme conséquence forcée, un changement dans les conditions actuelles d'admission directe par l'hôpital.

Il semblerait, *a priori,* suffisant d'assurer le bon fonctionnement d'un service d'admission ouvert partout, sans distinction, à tous les nécessiteux ayants droit; chacun s'adressant librement où sa confiance l'attire, et choisissant son médecin, comme le peuvent faire ceux qui sont mieux favorisés de la fortune.

M. le Directeur affirme que ce régime de liberté, qui est le régime actuel, rend l'admission trop facile, qu'elle est cause de l'encombrement des hôpitaux dont se plaignent si légitimement les chefs de service, soucieux du bien de leurs malades. M. le Directeur pense apporter un remède efficace à cet encombrement en créant des circonscriptions hospitalières, dont les limites ne sauraient être franchies par les malades que dans des conditions particulières bien déterminées.

Le Conseil supérieur de l'Assistance publique, après délibération, a déjà émis un avis favorable à cette hypothèse. Nous ferons toutefois remarquer que le rapport, sur lequel il a délibéré et qui devait viser uniquement l'organisation des secours à domicile, où le sectionnement est on ne peut plus rationnel, traite *incidemment* du mode d'admission dans les hôpitaux. L'admission se ferait, à l'exclusion des hôpitaux, par des bureaux d'assistance après visite au domicile de chaque impétrant!! (Il y a eu en 1892, pour le seul hôpital Lariboisière, **17.000 admissions**, ce qui suppose, même en défalquant les urgences, un plus grand nombre d'impétrants à visiter à domicile avant admission.) Non seulement les hôpitaux seraient privés de cette faculté d'admission, mais même encore du soin de donner des consultations.

L'hôpital prendrait les malades tels qu'il les recevrait du bureau d'assistance, et lorsqu'il jugerait les avoir suffisamment soignés, il les renverrait sans plus les revoir, à moins que le bureau d'assistance, les jugeant insuffisamment soignés, ne les lui renvoyât à fin de continuation de traitement. Il est aisé de prévoir qu'un pareil régime souffrirait un si grand nombre d'exceptions, que l'application de la règle deviendrait elle-même l'exception. Nous aurons à y revenir.

M. le Directeur de l'Administration n'a pas songé à pousser les réformes aussi loin, d'où une certaine divergence entre son projet et celui du Conseil supérieur. Il serait donc intéressant que le Conseil d'État fût éclairé sur ce désaccord. Le président de votre commission a pensé que, dans ce but, il serait utile que M. Bonthoux, membre du Conseil de surveillance et conseiller d'État, fit partie de la commission. M. Bonthoux a bien voulu déférer avec empressement au vœu de la commission et s'adjoindre à elle.

La première question soumise au Conseil est celle de la division de Paris en circonscriptions. M. le Directeur ne se dissimule pas la grande difficulté d'établir une semblable division, mais il vous a dit pourquoi il était temps de la mettre à l'épreuve.

Conformément à son désir, et sans rien préjuger du résultat que peut fournir cette épreuve, votre commission adopte le paragraphe 1er de l'article 11.

« Art. 11 (*nouveau*). I. — Chacun des quartiers de Paris, et chacune des communes du département de la Seine ayant passé un traité avec l'administration pour l'hospitalisation de ses malades indigents, seront rattachés à un hôpital déterminé, conformément aux indications du tableau ci-annexé. »

Le paragraphe 2, tout en spécifiant que les malades ne pourront être reçus à titre gratuit que dans l'hôpital de leur circonscription hospitalière, prévoit naturellement un certain nombre d'exceptions. M. le Directeur en avait indiqué trois : 1° les enfants; 2° les malades auxquels sont réservés des hôpitaux ou des services spéciaux; 3° les personnes atteintes d'accidents subits ou de blessures graves hors du territoire de leur circonscription hospitalière.

Votre commission admet ces exceptions, mais elle fait remarquer que leur énumération est encore trop limitative.

Il est certain que bon nombre de malades se soucient peu de savoir qui les soigne, il leur suffit d'entrer dans un hôpital quel qu'il soit; mais il est une autre catégorie de personnes qui sont moins indifférentes et savent à qui elles veulent s'adresser. Quelle que soit la raison qui fixe leur choix, elle supporteront leur mal plutôt que de s'en remettre aux soins de qui n'aura pas leur confiance; ou bien elles accuseront soit du retard de leur guérison, soit des complications en cours de traitement, soit d'une infirmité d'ailleurs inévitable, elles en accuseront, dis-je, un règlement qui, à leurs yeux, aura eu l'inutile cruauté de les priver d'un traitement qui, dans leur pensée, eût mieux réussi dans d'autres conditions et que seul leur manque de ressources pécuniaires les aura mis dans l'impossibilité de se procurer librement. Certains médecins ou chirurgiens, chargés de services généraux, se sont fait dans certaines spécialités, dans certaines opérations, une réputation dans le public qui aime à se faire traiter par ces spécialistes de préférence à d'autres médecins ou chirurgiens. Les médecins de la ville sont les premiers à indiquer aux malades le médecin ou le chirurgien auquel il leur sera préférable de s'adresser.

D'ailleurs, au Conseil supérieur, le rapporteur (p. 141 et 142 du rapport) a très bien fait ressortir « l'inconvénient d'un système où le malade ne « peut choisir son médecin. Il n'est pas nécessaire « d'insister, dit-il, sur ce qu'une telle situation a « de particulièrement rigoureux et pénible. Quand « il s'agit de confier à un homme de l'art ce que « l'on a de plus précieux, la santé, de lui aban- « donner son corps et de mettre sa vie entre ses « mains, il y a un point qui prime tout : c'est la « confiance qu'on doit avoir en son savoir et en « son honorabilité ». On ne saurait mieux dire. Votre commission ne pense pas autrement, mais, afin d'éviter l'abus et la confusion, elle a voulu que, pour les malades désireux de choisir leur médecin, il y eût une demande du chef de service choisi. On dit les malades de cette catégorie très peu nombreux; tant mieux ! il est alors certain qu'en respectant pour eux la liberté du choix, on ne changera pas l'économie générale du système des circonscriptions hospitalières.

Votre commission a donc admis une quatrième exception pour les malades parisiens nécessiteux adressés à titre spécial par un médecin à un chef de service, ou demandés par le chef de service lui-même.

Le paragraphe 2 est donc voté dans les termes suivants :

« II. — Les malades ne peuvent être reçus, à titre gratuit, que dans l'hôpital de leur circonscription hospitalière, à l'exception : 1° des enfants; 2° des malades auxquels sont réservés des hôpitaux ou des services spéciaux; 3° des personnes atteintes d'accidents subits ou de blessures graves hors du territoire de leur circonscription hospitalière; 4° des malades nécessiteux parisiens adressés par un médecin à un chef de service, ou demandés par le chef de service lui-même. »

Sur le paragraphe 3, il n'y a pas de discussion :

« III. — En dehors des cas d'urgence, l'admission est prononcée par le directeur de l'hôpital, d'après l'examen et le vu du bulletin du chef de service de la consultation, et, en dehors des heures de consultation, sur l'avis de l'interne de garde. »

II

Réforme du Bureau central.

De ce que l'admission des malades ne sera plus faite par le Bureau central, et qu'on y cessera aussi de donner des consultations, il ne faudrait pas conclure que le Bureau central sera supprimé par le projet. Une de ses attributions disparaît, mais il aura encore, comme autrefois, la charge d'assurer le service des remplacements, le service de la garde pour les opérations d'urgence, de constater l'état des infirmes, et de surveiller l'application des bandages. Le Bureau central existe donc toujours, et le titre de médecin du Bureau central doit subsister. Au conseil supérieur de l'Assistance publique, on avait proposé le titre de médecin stagiaire ; d'autres ont proposé l'appellation de médecin suppléant ; mais le titre de médecin du Bureau central, consacré par un long usage, est entré dans les habitudes, et une autre des appellations proposées amoindrirait ce titre. M. le Directeur insiste donc pour que ce titre ne soit pas changé.

La commission partage ce sentiment et l'article 20 est adopté, ainsi que les articles 21 et 22 du projet qui concernent le mode de nomination, les conditions requises, la durée des fonctions : ces trois articles sont d'ailleurs les mêmes que ceux du règlement en vigueur.

Cependant, à l'article 21 on a cru devoir spécifier que le titre de docteur aurait été obtenu dans une Faculté de France et que les quatre années d'internat auraient été passées dans les hôpitaux de Paris. M. Dubrisay aurait voulu qu'on supprimât le délai d'un an pour les anciens internes, avant la possibilité de se présenter au concours des médecins ou des chirurgiens des hôpitaux ; mais M. le Directeur a fait remarquer que beaucoup d'internes, qui à leur sortie ne sont pas encore fixés sur leurs intentions, risqueraient les chances d'un concours; il y aurait augmentation du nombre déjà grand des concurrents, et la longue durée des concours deviendrait une source de difficultés. La commission a maintenu le délai d'un an.

L'extension extraordinaire qu'a prise l'intervention chirurgicale, depuis l'application des moyens antiseptiques, a mis les chefs de certains services dans l'impossibilité de pouvoir, en beaucoup de circonstances, suffire à leur tâche : d'où l'obligation pour eux d'avoir fréquemment recours à l'obligeante assistance d'un de leurs collègues du Bureau central, tout disposé à se conformer, en tous points, à leurs idées et à leur pratique.

Cette association de deux chirurgiens, dont l'un est toujours prêt à aider et à suppléer l'autre, assure aux malades une continuité et une uniformité de traitement qui sont tout à leur avantage. L'expérience qui s'est faite d'elle-même depuis plusieurs années déjà a été assez satisfaisante pour que cet état de choses ne fût plus abandonné à lui-même, mais régularisé et réglementé de façon à éviter toute cause de conflit, et surtout de tomber dans le grave inconvénient de laisser ouverte à l'arbitraire la porte des hôpitaux. Cette régularisation faite, l'Administration devra donc veiller avec un soin scrupuleux à ce qu'il ne se crée, à un titre quelconque, aucune situation analogue qui ne remplirait pas entièrement les conditions exigées par le présent règlement. L'article 26 consacre l'existence des assistants dans les services de chirurgie et rend leurs fonctions officielles. L'utilité des assistants dans les services de médecine n'apparaît pas ; un assistant médecin ne pourrait être utile qu'à un médecin chef de service qui ne ferait pas son service, il ne pourrait que le remplacer; votre commission a été d'accord avec M. le Directeur pour reconnaître qu'il n'y a pas lieu de créer des assistants en médecine.

Si tous les chirurgiens devaient avoir un assistant, le nombre des chirurgiens du Bureau central serait bien loin de suffire; mais tous les services de chirurgie ne sont pas de même nature, et tous ne sont point également chargés; d'autre part, les chirurgiens du Bureau central ne peuvent pas être tous chirurgiens assistants, il en faut en nombre suffisant pour assurer les services énumérés à l'article 23. M. le Directeur propose de fixer à la moitié du nombre des chirurgiens du Bureau central, soit 10 sur 20, ceux qui pourront être assistants. Comme il y a 40 services de chirurgie, à trois unités près, un chirurgien sur quatre pourra avoir un assistant, proportion malheureusement faible et que quelques membres de la Commission jugent insuffisante. Mais, ce chiffre adopté, une question nouvelle se pose. Les assistants seront-ils attachés à un service ou bien à un chirurgien? Pour le bon fonctionnement du service, il est évident que c'est au chef de service qu'il appartient de choisir son assistant; comme l'a fait remarquer M. Millard, l'assistant est attaché à la personne et non au service.

Quels seront les chirurgiens qui auront droit à un assistant? Ici, nous voyons surgir une difficulté, car nous venons de dire qu'un chirurgien seulement sur quatre pourra être pourvu d'un assistant. L'ancienneté ne peut être invoquée en principe, en raison des différences qui peuvent exister dans la nature et l'importance des services de chirurgie. Cependant, on peut dire, d'une manière générale, qu'un chirurgien arrive par ancienneté à choisir un service de plus en plus important, se créant ainsi un labeur qui augmente avec les années. Si donc, ce n'est pas nécessairement le plus ancien qui doit avoir la priorité, il est équitable que le choix se fasse parmi les plus anciens. Pour aplanir la difficulté, votre Commission a voulu que le droit à un assistant fût réservé aux chirurgiens ayant exercé au moins pendant dix années comme titulaires.

Ils devront naturellement être désignés par le Directeur de l'Administration; mais M. le Directeur prévoit telles circonstances où l'avis du Conseil lui serait très précieux, aussi vous a-t-il demandé à ne faire de désignation qu'après avis du Conseil de surveillance. Votre Commission adopte le paragraphe 2 rédigé en ce sens, après avoir toutefois remplacé les mots « Les services de chirurgie » par les mots « Les chirurgiens », pour bien marquer que c'est à la personne et non au service que l'assistant sera attaché, et après avoir ajouté les mots « et choisis parmi les chirurgiens ayant au moins dix ans d'exercice comme titulaires ».

Le paragraphe 3, disant que les assistants seront nommés par le Directeur sur la proposition du chef de service, trouve sa justification dans les explications précédentes.

Les paragraphes 4, 5 et 6 ont été adoptés sans discussion, après intercalation entre les paragraphes 5 et 6 d'un paragraphe spécifiant que les fonctions de l'assistant cessent en même temps que celles de son chef de service. Il ne saurait en être autrement puisque l'assistant est attaché à la personne et non au service ; toutefois, votre Commission a jugé bon de l'insérer dans le texte du projet.

III

Réforme du système actuel des consultations.

Nous avons vu que, dans le projet voté par le Conseil supérieur, la consultation tient une grande place. Il la supprime dans les hôpitaux et la reporte dans les dispensaires munis de tout l'outillage moderne le plus parfait. Il est évident que plus il y aura d'endroits bien organisés où les malades obtiendront facilement et vite une consultation et des soins éclairés, mieux cela vaudra. Aucune objection n'est possible ; malheureusement la question financière est là pour établir une limite qu'il serait si désirable de pouvoir franchir. Et c'est quand on se sent arrêté par l'insuffisance d'un budget qu'on voudrait supprimer toutes les organisations hospitalières faites en vue des consultations, pour en établir ailleurs! Nous ne voyons pas l'économie, mais nous voyons les sérieux désavantages.

Réformez le mode de consultation, ayez pour idéal de le rendre parfait, que votre organisation fonctionne dans le plus d'endroits possible ; mais que ce soit d'abord à l'hôpital, où vous n'avez que le personnel à créer.

Ne restons pas dans le vague, et prenons un exemple. L'hôpital Lariboisière qui, je le répète, a eu 17,000 entrées l'an dernier, est voisin de deux gares importantes, du Nord et de l'Est, au centre d'un quartier populeux, où les accidents du travail sont fréquents, ainsi que les coups et blessures échangés dans les rixes.

Chaque jour, presque à toute heure, cet hôpital reçoit ou des blessés ou des malades à tous les degrés, depuis la bénignité jusqu'à la gravité extrême. Les malades ou blessés devront-ils être tous conduits au dispensaire ? Si non, qui saura discerner ceux que l'on pourra conduire directement à l'hôpital, vu l'urgence, de ceux dont l'admission à l'hôpital ne pourra être prononcée que lorsque, après avoir passé par le dispensaire, ils auront été renvoyés chez eux pour y attendre le médecin du traitement à domicile, le seul et unique ayant qualité pour prononcer l'admission, lorsque l'urgence n'est pas flagrante ? Est-ce que vous ne voyez pas là, en germe, un ballottement des malades plus complexe et plus extraordinaire que celui auquel ils sont soumis entre l'hôpital et le Bureau central ? Il n'y a que ceux qui n'ont pas besoin d'être admis qui ne seront pas embarrassés, il sauront qu'ils ne peuvent s'adresser qu'au dispensaire pour y obtenir une consultation, et, chose bizarre, ce dispensaire, pour remplir avantageusement son office, devra être établi dans le plus proche voisinage des gares du Nord et de l'Est, c'est-à-dire à côté de Lariboisière, mais obligatoirement en dehors.

On comprend aisément que, sur les remarques de M. Peyron et de M. Strauss, le Conseil supérieur n'ait pas voulu suivre son rapporteur jusque-là. A l'article 30 primitivement limité à cette phrase : *Les consultations gratuites de médecine générale sont données exclusivement dans les dispensaires,* on a ajouté : *Ceux-ci peuvent être installés dans les hôpitaux comme services distincts.* Il eût été bien plus rationnel de dire : Un dispensaire sera installé dans chaque hôpital, et en voici l'avantage :

A l'hôpital, le médecin de la consultation pourra toujours avoir aisément l'avis de son ancien, et dans les cas difficiles on est très heureux de prendre l'avis d'un collègue. Cela se pratique journellement entre médecins et chirurgiens d'un même hôpital, au très grand profit du malade. C'est un luxe qui coûte assez cher en ville et dont vous allez encore le priver, avec la muraille de Chine que vous voulez établir entre le dispensaire et l'hôpital.

Plus d'une fois, votre rapporteur a envoyé de Lariboisière, soit à Saint-Louis, soit à la Salpêtrière, pour y être soumis à l'examen d'un des chefs de service, un malade qui revenait ensuite muni d'une note contenant l'avis désiré. Cet acte si simple ne deviendrait possible avec votre réglementation outrée, qu'en la violant, et ce serait un vrai devoir de le faire.

Votre commission, Messieurs, s'est maintenue sur un terrain qui lui a semblé plus pratique, en cherchant avec M. le Directeur de l'Administration à organiser et à réglementer pour le mieux la consultation à l'hôpital. Elle a délibéré sur l'organisation des consultations externes des services spéciaux, et enfin des consultations pour maladies spéciales rattachées à des services généraux de médecine et de chirurgie, le tout formant un article 14 nouveau, dont voici le premier paragraphe :

« Il est donné des consultations gratuites dans les hôpitaux et hospices désignés par le Directeur de l'Administration, après avis du Conseil de surveillance. Les malades devront se présenter aux consultations de l'hôpital de leur circonscription hospitalière. »

M. le Directeur aurait voulu que les malades fussent munis d'une pièce écrite justifiant de leur domicile : attestation de la mairie, carte d'électeur, carte d'indigent, quittance de loyer, etc. Il pensait ainsi empêcher l'envahissement par des malades allant successivement dans tous les hôpitaux, jusqu'à ce qu'ils obtiennent une admission. Avec le système proposé, on connaîtrait chaque malade, et on l'assisterait en connaissance de cause. Beaucoup de gens aisés, qui aujourd'hui viennent incognito à l'hôpital, hésiteraient à s'y présenter s'ils devaient donner leur nom et laisser trace de leur passage.

MM. Brouardel et Millard ont soulevé d'importantes objections. En premier lieu, il y a certaines catégories de malades, par exemple ceux qui ne couchent que dans des asiles de nuit, pour lesquels il sera impossible de produire aucune des pièces indiquées ; ils n'auraient donc pas droit à une consultation. D'autre part, la justification du domicile est de nature à gêner beaucoup de gens. Un ouvrier habitant Levallois, avec Beaujon comme hôpital de circonscription, et qui travaille du côté de Tenon, entrera de préférence, en passant, à Tenon pour prendre une consultation;

pourquoi l'obliger à perdre une journée pour prendre une consultation à Beaujon ? Il y a des employés, des domestiques, qui connaissent le médecin de la maison, chef d'un service d'hôpital, et qui désirent avoir une consultation de lui; il y a les personnes qui connaissent un médecin de réputation; il est juste de faire, pour ceux qui veulent prendre une consultation, ce qu'on fait pour les malades désirant entrer dans un service, leur laisser la liberté du choix du médecin.

Le jour où la consultation, aujourd'hui reconnue de tous généralement mal faite, sera établie régulièrement, une clientèle se formera qui sera très suivie et par conséquent très utile. Avantageuse pour le médecin qui pourra suivre ses malades, elle le sera surtout pour le malade à qui l'on s'intéressera, ainsi que l'a fait remarquer M. Dubrisay.

Toutes ces raisons, jugées valables par la Commission, semblaient devoir rendre inutile de mentionner que les malades devront se présenter aux consultations de l'hôpital de leur circonscription hospitalière, puisque, suivant la remarque de M. Bonthoux, l'article n'indique aucune sanction à cette obligation, et que, d'autre part, on vient au cours de la discussion de reconnaître aux malades le droit de se présenter à la consultation de leur choix. Dès lors, pourquoi inscrire dans un règlement une disposition que l'on sait ne devoir pas être observée, et dont on ne pourra assurer l'exécution?

Mais M. le Directeur tient beaucoup au maintien de cette disposition, non pas qu'il veuille établir une règle absolue, mais afin d'inviter, pour ainsi dire les malades à se présenter à la consultation de, l'hôpital dont ils dépendent. La circonscription constituera la base du système; mais, à titre exceptionnel, on laissera la faculté du choix aux malades, d'ailleurs peu nombreux, qui en exprimeront le désir. Votre Commission a pensé qu'il pouvait être bon d'établir le principe, quitte à l'Administration à ne pas toujours en exiger l'application rigoureuse. Le paragraphe 1er est donc adopté dans les termes ci-dessus mentionnés.

Le paragraphe 2, désignant les personnes qui pourront être chargées de la consultation, a donné lieu à une discussion sur un point spécial. Les chefs de service qui ne font pas la consultation externe auront-ils, comme le pense M. Millard, la faculté de donner dans leur salle des consultations aux personnes qui seraient venues du dehors?

Non ! dit M. le Directeur, les malades du dehors ne doivent pas entrer à l'hôpital. Le traitement externe doit se faire à l'entrée de l'hôpital, et les malades du dehors ne doivent pas entrer en contact avec les malades hospitalisés. Un malade externe ne doit pas s'adresser indifféremment au chef de la consultation ou au chef de service; la règle doit être la même partout et ne peut être transgressée que par exception motivée.

Mais, comme le font remarquer MM. Brouardel et Lannelongue, il est des circonstances où les malades de la consultation externe doivent entrer dans les services. Certains examens, par leur durée, leur nature, l'obligation de recourir au chloroforme, ne peuvent se faire dans la salle de consultation; il y a donc lieu de laisser une certaine latitude.

Messieurs, excusez votre rapporteur de mettre un peu trop souvent sa personnalité en avant, mais les faits valent tous les raisonnements, et les faits qu'il connait le mieux sont naturellement ceux où il a pu avoir un rôle. Il croit donc pouvoir vous dire, sans être indiscret, que des membres du Conseil municipal, des membres du Conseil supérieur de l'Assistance publique, quelques-uns de ses collègues du Conseil de surveillance, voire même de hauts fonctionnaires de l'Assistance, lui ont fait le très grand honneur de lui recommander des malades de Paris et de province, le priant de leur donner son avis ou ses soins. Votre rapporteur était fort sensible à un choix si flatteur pour lui, et il s'est toujours efforcé de le justifier; mais il pense qu'il ne sera pas contredit en disant que ces malades lui étaient adressés, non pas pour son agrément personnel, mais uniquement dans le but du service particulier qu'il pouvait leur rendre.

Avec le règlement nouveau, il lui deviendrait impossible de répondre à ces marques de haute confiance. Pour qui serait le préjudice? Ce n'est pas à lui de répondre. Tout médecin et tout chirurgien peut vous dire exactement la même chose pour son propre compte, et ne sentez-vous pas qu'on peut violer un pareil règlement sans l'ombre d'un remords? Mais reportons-nous à l'article 11, paragraphe 2, dernier alinéa, nous voyons que les malades nécessiteux parisiens, adressés par un médecin à un chef de service, ou demandés par le chef de service lui-même, peuvent être reçus à titre gratuit dans un hôpital sans que ce soit nécessairement l'hôpital de sa circonscription ; l'admission suppose un examen préalable, et l'examen peut se terminer par une simple consultation; il n'est donc pas utile de répéter au chapitre Consultation ce qui a été voté au chapitre Admission, pour qu'il soit bien entendu que tout malade, adressé à un chef de service par un médecin, ou directement convoqué par lui, peut recevoir de ce chef de service une consultation dans ses salles.

Sous cette réserve, le paragraphe 2 est adopté.

« XIX. — *Secours de maladie.* — Des secours de maladie, en nombre limité pour chaque hôpital, pourront être délivrés par le Directeur de l'Administration, sur la proposition des Chefs de service de la consultation, aux malades qui ne paraîtraient pas devoir être admis à l'hôpital ni renvoyés au traitement à domicile. »

Le paragraphe 19 est une innovation au moins en ce qui concerne les hôpitaux. Jusqu'ici les secours de maladie appartiennent exclusivement au Bureau de bienfaisance; M. le Directeur propose d'en mettre une partie à la disposition de l'hôpital. En effet, il est un assez grand nombre d'ouvriers qui sont arrêtés dans leur travail, par l'état de leur santé, mais qui pourraient cependant se rendre à la consultation de l'hôpital où ils seraient plus efficacement soignés que par le traitement à domicile. Par exemple, ceux qui doivent être soumis à l'action de l'air comprimé, ceux qui doivent être ou sondés, ou massés, ou électrisés, ou bien auxquels des pansements particuliers sont nécessaires. Bien qu'ils n'aient pas besoin d'être alités, s'ils ne sont pas secourus leur hospitalisation devient nécessaire. Il vaut donc mieux, suivant la remarque de M. Brouardel, les laisser dans leur domicile en leur accordant un franc par jour. Dans ces conditions, un certain nombre pourraient encore travailler une demi-journée. Tout le monde s'accorde à reconnaître le côté humanitaire et bienfaisant de la proposition de M. le Directeur : il serait heureux qu'elle fût généralisée, et il est fâcheux que l'insuffisance des ressources impose une sélection, et par suite la désignation de personnes chargées de cette sélection.

Dans le projet, ces personnes sont les chefs de service de la consultation qui donneront leur avis ; l'attribution des secours sera faite par le directeur, après cet avis.

M. Millard trouve que le médecin de la consultation sera fort embarrassé pour faire attribuer cette sorte de secours, la difficulté d'appréciation étant particulièrement grande. M. Lannelongue dit que le médecin de la consultation n'a qu'une fonction purement médicale, et qu'on ne doit ni ne peut lui confier une fonction administrative de distribution de secours, comportant des enquêtes auxquelles il ne saurait se livrer. M. Lannelongue combat donc la limitation des secours à un nombre déterminé, et ne veut pas voir resteindre les effets d'une bonne mesure. Il propose, comme amendement, la suppression des mots « en nombre limité pour chaque hôpital » dans le texte du projet.

M. le Directeur fait remarquer l'impossibilité où se trouve l'Administration de sortir des limites de son budget, et l'obligation où elle est de fixer à l'avance le chiffre des secours qui pourront être délivrés. Si donc on rejette l'article avec M. Lannelongue parce que le nombre des malades secourus sera limité, et avec M. Millard pour ne point obliger les chefs de service à une sélection qu'il juge impraticable, voilà un certain nombre de malades qu'il faudra hospitaliser, alors qu'avec le secours de maladie ils n'auraient coûté à l'Administration qu'un franc par jour, et encore peut-on ajouter que la mesure ne grève en rien le budget, puisque ces secours seront distraits de ceux que délivre le bureau de bienfaisance. Pourquoi, dès lors, priver un certain nombre de malades d'un sérieux avantage, sous prétexte que ces malades n'en profiteront pas tous sans exception. Qu'on laisse donc le médecin indiquer les malades qui pourraient avoir droit au secours, et l'Administration choisir, parmi les ayants droit, ceux qui peuvent le moins s'en passer. Il y aura, de la sorte, plus de lits disponibles, des malades traités aussi efficacement dans des conditions morales meilleures, et des médecins délivrés de l'embarras d'une désignation directe. C'est en ce sens que votre commission a repoussé l'amendement de M. Lannelongue et voté l'article 19 proposé par M. le Directeur.

Cette troisième partie du rapport se termine par la réglementation des Consultations des services spéciaux et celle des Consultations spéciales rattachées à des services généraux de Médecine et de Chirurgie.

La quatrième partie est entièrement consacrée aux Remplacements et au service des vacances. Je me contente d'en faire mention; il ne s'agit dans toutes que d'appropriation particulière des dispositions générales précédemment discutées.

Je passe donc à la péroraison de mon rapport.

Messieurs, arrivée au terme de son mandat, votre

commission espère que vous lui rendrez cette justice que toujours elle a eu en vue le malade, aussi bien lorsqu'elle s'occupait directement de lui, qu'en essayant de régler au mieux les attributions du personnel médical, personnel dont le savoir et les qualités morales sont les conditions premières de salut pour celui qui vient, dans nos hôpitaux, chercher des soins et qui doit y trouver aussi des consolations.

Les réformes qui vous sont proposées ne sont pas les seules sur lesquelles vous serez appelés à délibérer. M. le Ministre de l'Intérieur doit prochainement vous demander votre avis sur le projet de décret, élaboré par le Conseil supérieur de l'Assistance publique, d'après le rapport de M. Fleury-Ravarin. Des exemplaires de ce rapport ayant été transmis depuis longtemps déjà à la Société médicale des hôpitaux et à la Société des chirurgiens, votre rapporteur a dû y faire quelques allusions avant qu'il ne vous soit soumis, en raison de certaines différences de point de vue, dont il lui était impossible de ne pas tenir compte.

De part et d'autre, on désire le désencombrement des hôpitaux; quel que soit le moyen mis en œuvre, le but sera difficile à atteindre. En effet, les résultats obtenus par la science moderne ont profondément modifié les idées du public sur le séjour à l'hôpital; à ce point même que l'Administration doit aujourd'hui chercher à se défendre contre l'envahissement par des malades dont les ressources pécuniaires pourraient bien souvent leur permettre de ne point quitter leur domicile.

Le projet qu'elle vous soumet au nom de M. le Directeur fournira-t-il à l'Administration des moyens de défense efficaces? Votre commission ose l'espérer et vous propose de donner un avis favorable.

Réflexions personnelles du Rapporteur.

Le Conseil supérieur de l'Assistance Publique pouvait être régulièrement saisi de la question des secours à domicile, mais, seul, le Conseil de surveillance de l'Assistance Publique de Paris était légalement qualifié en matière de réglementation hospitalière. Le premier est sorti de sa compétence sans souci de l'autre, en vertu de ce principe que « Chacun est tout dans l'univers, les autres n'y sont rien », et en dépit des règles élémentaires de la bienséance.

Je n'invente pas! Le Conseil Supérieur a choisi pour ses délibérations le jour et l'heure adoptés, au su de tous, et depuis de longues années, par le Conseil de Surveillance, mettant ainsi dans un cruel embarras les membres appartenant à la fois aux deux Conseils.

Compétent en matière de secours à domicile, incompétent au sujet de la réglementation hospitalière, il a trouvé un pont pour passer de la compétence à l'incompétence. Le dispensaire!!

Son projet devait aboutir à quoi?

A la claustration de l'hôpital et de son personnel, obligés de prendre en dépôt les envois du service médical à domicile, avec faculté pour ce service de les retirer de l'hôpital ou de les y renvoyer, suivant que le séjour serait jugé par lui trop long ou trop court, oubliant de se demander où trouver assez de médecins pour aller visiter en temps utile, sans délai, sans erreurs, la masse d'individus à hospitaliser.

On dit : Vouloir c'est pouvoir.

Ce ne fut point le cas!!

Chaque chose a ses bornes.

CINQUANTENAIRE
DE LA SOCIÉTÉ DE CHIRURGIE

Célébré à Paris,
le 25 octobre 1893.

Le soir, tous les membres de la Société de Chirurgie qui avaient assisté à la célébration du cinquantenaire se réunissaient dans un banquet amical au Grand-Hôtel. A ce banquet, avaient été invités : M. Pierre Masson, représentant son père, M. Georges Masson, éditeur de la Société de chirurgie; M. le Dr Petit, bibliothécaire de la Société, et les différents membres de la presse médicale qui rédigent dans leurs journaux le compte rendu des séances.

Au dessert, plusieurs toasts ont été prononcés :

M. Verneuil, président du banquet, porte tout d'abord la santé des deux membres fondateurs aujourd'hui survivants : M. Marjolin, présent au banquet, et M. Maisonneuve, actuellement retiré en province. Puis il boit à tous les membres, honoraires, titulaires, associés et correspondants.

M. Ch. Perier, président annuel de la Société de Chirurgie pour 1893, prononce l'allocution suivante :

Mon cher maître,

En me voyant ce soir en face de vous, je ne puis m'empêcher de me reporter par la pensée à trente-sept années en arrière.

Il y a, mois pour mois, trente-sept ans, nous étions en face l'un de l'autre, séparés par une table. Cette table n'était point comme celle-ci chargée de mets, de fleurs, de fruits, d'objets brillants, elle était couverte d'un tapis vert; dessus, il y avait des encriers, des poudriers; nous n'étions pas, comme ici, illuminés à giorno; nous étions éclairés par de modestes lampes, haussées sur des pieds en simili-bronze et coiffées d'un abat-jour vert. Je parlais, vous m'écoutiez. Je ne me souviens pas bien de ce que je pouvais vous dire, mais ce que je sais, car je vous vois encore, c'est que ce que je disais paraissait vous intéresser infiniment; vous m'écoutiez avec une attention soutenue. Même, vous me faisiez l'insigne honneur de prendre des notes. Vous allez me taxer de vanité, mais, vous le savez, les candidats sont tous les mêmes; ils croient toujours avoir très bien fait et, surtout, mieux fait que tous les autres.

J'étais candidat, j'ambitionnais le titre d'externe des hôpitaux. Vous, mon juge! Vous veniez d'être nommé chirurgien du Bureau central.

Nous, candidats! nous étions foule infime. Vous! vous nous apparaissiez entouré d'une auréole de gloire; vous excitiez notre admiration; nous vous portions envie, nous aurions mieux aimé être à votre place!

Vous n'étiez pas seul à exciter notre admiration; vous étiez trois : Broca, Follin, Verneuil. Tous trois vous formiez une trinité que nous adorions en une seule personne : la Chirurgie de l'avenir.

Hélas! mon cher maître, vous êtes le seul qui nous restiez; vous ne nous en êtes que plus cher et, tous ici, nous souhaitons de tout cœur que vous viviez longtemps encore.

Messieurs, j'ai été aujourd'hui singulièrement favorisé par le hasard. Le hasard, dont on dit qu'il entre, pour plus d'un grand tiers, dans les succès dont nous voudrions pouvoir nous attribuer tout le mérite, c'est à lui seul que je dois l'honneur de présider la Société de chirurgie, l'année même où elle célèbre son cinquantenaire.

Nous sommes ici un certain nombre, je n'oserais pas dire un grand nombre, qui n'avons pas vu les débuts de la Société de chirurgie, et qui ne verrons pas son centenaire.

Pourtant, Messieurs, nous avons eu le bonheur de posséder aujourd'hui un membre fondateur, M. Marjolin, des présidents de la première heure : M. Larrey, M. Verneuil, M. Guérin.

Pourquoi n'y aurait-il pas aux fêtes du centenaire quelques-uns de ceux qui assistent à la fête de ce jour? Je veux admettre qu'il y en aura; et c'est à eux que je m'adresse, à ces inconnus que, tous ici, nous voyons de nos yeux et que, cependant, nous sommes incapables de désigner.

Chers inconnus, mes chers amis, retenez, je vous prie, mes vœux et mon désir.

Je souhaite, d'abord, que vous soyez nombreux : le nombre est grand ami de la bonne humeur.

Je souhaite que vous soyez entourés d'autant de respect, d'autant de vénération, d'autant de profonde reconnaissance que nous en témoignons à nos maîtres aimés, à ceux qui ont fondé la Société de chirurgie, à ceux qui ont tracé sa voie, à ceux qui nous ont montré le bon chemin.

Mon désir est que, dans cinquante ans, vous puissiez dire à vos jeunes collègues que les anciens sont partis avec le ferme espoir que leurs successeurs sauraient maintenir dans sa pureté, dans sa simplicité, notre belle devise (1).

Messieurs, buvons à ceux de nous qui assisteront au centenaire!

C'est boire à l'avenir de la Société de chirurgie! c'est boire à la glorification de ses fondateurs!

(1) La devise de la Société de chirurgie est :

Vérité dans la science. Moralité dans l'art.

DISCOURS

Prononcé au Banquet des Médecins
de la Compagnie du Chemin de fer du Nord,
le 30 juillet 1905, à Liége.

MESSIEURS,

Je manquerais à mon devoir si je ne commençais pas par féliciter et remercier nos chers collègues, MM. les Médecins du réseau Nord Belge, et notamment MM. les Docteurs Dejace, L'Hoest, Detienne et Nimal, pour l'initiative heureuse qu'ils ont prise en provoquant d'abord, et en organisant ensuite, avec le concours si gracieux, si efficace, si empressé de M. l'Inspecteur Général Philippe, la tenue de notre conférence et de notre banquet dans cette belle ville de Liége tout adonnée aux fêtes de sa superbe exposition. Ils nous ont ainsi procuré l'honneur de recevoir à notre table leur éminent compatriote M. Beco, Directeur général de l'hygiène publique de la Belgique, puis une haute personnalité française, M. Crozier, Consul de France à Liége.

Je les remercie, en votre nom, d'avoir si aimablement répondu à notre invitation.

Si je me tourne maintenant vers notre grande famille du Nord, ne sommes-nous pas heureux et fiers de voir nous rester si fidèles les hauts fonctionnaires de la Compagnie, qui honorent notre fête de leur présence.

Tout d'abord M. Griolet, Vice-Président du Conseil d'Administration, qui n'y manque jamais; M. de Varu, membre du Comité de Direction; M. du Bousquet, Ingénieur en chef du matériel et de la traction; M. Lefebvre, Ingénieur en chef des travaux et de la surveillance.

Je vous ai exprimé à notre conférence les regrets de M. Sartiaux, Ingénieur en chef de l'exploitation. Nous avons pour convives l'un de ses assistants immédiats, M. Marie, Chef des services administratifs; M. Rodrigue, Ingénieur principal du service central du matériel et de la traction; M. Rossignol, Ingénieur en chef de l'entretien; M. Dupré, Chef de la comptabilité centrale; M. Camus, Chef du service des titres; M. Gateau, sous-chef du contentieux et du domaine, et M. Sire, qui représente la Compagnie à Londres.

Du côté du Réseau Nord Belge, sous la haute

direction de M Philippe, Inspecteur général, que je remercie encore, nous avons M. George Philippe, Inspecteur principal adjoint, M. Delarge, Chef de division, et M. Schubert, Ingénieur de la traction.

La présence de ces messieurs montre que les liens de sympathie qui nous unissent, et dont chaque année je vante la solidité, ne sont pas relâchés.

De tous les objets de notre sollicitude commune, celui qui nous cause le plus de soucis est assurément l'***Accident du travail.***

Il met toujours en jeu des intérêts dont l'accord ne peut se faire sans la participation du médecin. Mais alors, nous, médecins, ce n'est plus l'art de guérir que nous pratiquons, c'est l'ART DE PRÉDIRE.

En effet, la justice, atteinte elle-même de claudication permanente et légendaire, croit ou feint de croire le médecin doué de l'omniscience et de la prescience. Elle le charge de lui fournir des poids pour sa balance; elle lui demande la solution de problèmes parfois insolubles; elle met fréquemment sa conscience à rude épreuve; il lui doit souvent de fort mauvais rêves.

C'est ainsi qu'il m'advint de me trouver face à face avec elle. Sa balance à la main, elle me disait :

A la victime qui est dans ce plateau, il manque de la capacité de travail, voulez-vous me dire le poids de ce qui manque? Comme terme de comparaison, je n'ai que son salaire à vous offrir; il est dans l'autre plateau.

— Son salaire! Mais je suis complètement étranger aux questions de salaire!

— Peu m'importe, c'est un médecin qu'il me faut, je ne puis rien sans un médecin. Veuillez donc mettre vos poids et me donner le chiffre dont j'ai besoin.

— Mes poids!... Vous n'ignorez certainement pas qu'il y a autant de poids qu'il y a de médecins.

— Mettez toujours les vôtres, je verrai après.

Comme en rêve tout arrive, j'étais naturellement muni des poids nécessaires. Je les mets un par un, et quand les plateaux me semblent de niveau, je dis :

C'est fait. Je trouve quarante.

— Quarante quoi?

— Quarante centièmes de capacité, il en manque quarante pour cent.

— En êtes-vous sûr?

— Comment, si j'en suis sûr!... J'en suis sûr autant

qu'on peut l'être... D'ailleurs, vous pouvez bien me tolérer quelques centièmes d'écart.

— Oui! Mais votre moyenne quarante est-elle une moyenne stable, est-ce du quarante consolidé?

— Je ne le crois pas. Il est probable, beaucoup plus probable, qu'elle variera avec le temps.

— Alors, écoutez-moi bien :

Vous allez me dire à quelle date elle ne variera plus et quel sera le chiffre à cette époque!

Ah! j'allais dire : je n'en sais rien! je ne suis pas somnambule! adressez-vous ailleurs! Mais la crainte d'un aveu d'impuissance me fit chercher une solution acceptable, une réponse plausible.

Après avoir trituré, malaxé, brassé, tamisé dans ma cervelle certaines hypothèses avec certaines théories, certaines théories avec certaines hypothèses, je déclarai que dans six mois ce serait du vingt pour cent consolidé. Un autre aurait pu dire aussi bien du soixante dans un an; moi, je suis né optimiste, cela influe toujours sur mes poids.

La justice, n'ayant plus de question à me poser, me remercia. Toutefois, la vérification de mes poids lui parut nécessaire. Elle les adressa à ses vérificateurs assermentés, ses experts, les priant d'y mettre leur poinçon.

Ces messieurs en prirent largement à leur aise; finalement, ils les renvoyèrent poinçonnés.

Par bonheur, leur chiffre différait à peine du mien.

La justice rassurée prononça.

Ce ne fut pas fini!

Les poids trop lourds pour l'un sont trop légers pour l'autre. Le plaignant, surtout, à qui la pesée n'a rien coûté, veut qu'on recommence au même prix.

La justice, conciliante, très conciliante, change sa balance de main et recommence.

Le résultat est le même. Alors, le plaignant furieux crie : il y a erreur! si les poids sont bons, la balance est mauvaise! Je demande vérification.

La justice trouve mauvais qu'on trouve sa balance mauvaise. Pourtant, elle consent encore.

Elle envoie sa balance à des vérificateurs extrêmement éminents, qui, après s'être enveloppés d'hermine, se livrent pendant un temps, qui me semble infini, à un examen si minutieux que rien ne peut leur échapper. Ils ne trouvent pas le plus petit défaut!

Heureusement! Sinon, ils cassaient la balance et tout recommençait avec une balance neuve!!!

Réveillé par l'émotion d'avoir échappé à une éventualité aussi horrible, ***je demeurai persuadé que la loi sur les accidents du travail... était... et resterait... notre cauchemar.***

Ah! Messieurs! dans la pratique ordinaire de notre art, nous connaissons les accueils affectueux. Une puissante collaboratrice, si nous avons la sagesse... Que dis-je?... la sagesse... si nous avons l'habileté de la laisser faire, se charge du plus fort de notre besogne : c'est la nature, si bonne, si modeste, qu'elle nous laisse tout l'honneur.

Avec les victimes d'accidents, c'est une bien autre affaire.

La nature devient malhabile!... voire même impuissante! Nous... aussi! nous ne tardons pas à lire la défiance dans les regards. Nos paroles sont discutées, contredites, dénaturées; on nous prête les desseins les plus noirs! on nous prête des intentions perfides!...

Quelle erreur!... Quelle erreur énorme! On semble ignorer que si la Compagnie compte, avec raison, sur notre zèle et notre dévouement, elle doit pouvoir toujours compter, avec non moins de certitude, sur notre sincérité qui lui est nécessaire. Notre sincérité, notre absolue sincérité est sa sauvegarde dans ses efforts vers le mieux, efforts incessants, efforts toujours inspirés par le sentiment le plus élevé d'une équité paternelle et prévoyante.

Je suis sûr de l'assentiment de tous les médecins des chemins de fer, représentés ici par les médecins en chef : mes chers amis, le professeur Segond, le professeur Brissaud, et mon vieux camarade Créquy. Nous sommes toujours heureux de les voir assister à nos fêtes. Ils savent, et vous savez, avec quel soin jaloux les Compagnies veillent au bien-être de leur personnel, et, de leur côté, les Compagnies savent avec quelle ardeur leurs médecins sont prêts à les suivre dans la voie humanitaire où elles les entraînent.

La Compagnie du Nord n'a-t-elle pas aussi la satisfaction de pouvoir compter sur l'appui solide et constant de mes chers camarades de Lariboisière, ici représentés par mon collègue et ami Hartmann.

Ne sont-ils pas animés de la même passion du

bien quand ils nous apportent avec tant d'empressement leur concours si gracieux et si précieux.

Au nom de la Compagnie du Nord et en votre nom, je leur adresse l'expression de toute notre gratitude.

En terminant, Messieurs, comment oublierais-je que bon nombre d'entre vous sont venus à Liége en famille? Je suis certainement votre interprète en adressant à leurs si fidèles compagnes un salut respectueux et en souhaitant que, pendant de longues et longues années, elles continuent à maintenir dans leurs foyers le bonheur et la joie qui n'y vivent que par leur présence.

Messieurs, je lève mon verre et je bois à la ville de Liége, au succès croissant de son exposition si brillante; je bois à vous tous présents, aux absents empêchés par leur devoir ou leur santé; je bois enfin à tout le personnel de la Compagnie du Nord.

LA PROFESSION MÉDICALE

EN 1912

Entraînées dans le courant général, les mœurs médicales subissent une transformation inquiétante; entrer dans la carrière c'est entrer dans les affaires; en perdant son caractère libéral, la profession médicale voit diminuer son prestige.

La passion de s'initier au mystère de la matière vivante n'est plus la raison dominante de la vocation; il semble que la perspective d'un rendement professionnel assez assuré pour être escompté d'avance devienne le mobile croissant de la détermination. Ce n'est qu'un mirage pour ceux dont l'impécuniosité n'est pas compensée par l'absence de tout scrupule.

Trousseau disait crûment : la médecine est un métier où l'on commence par cr... de faim et finit par cr... de fatigue.

Cela est malheureusement encore vrai pour beaucoup, car il ne suffit pas d'être dénué de scrupules, il faut encore savoir, savoir faire et faire savoir. Le savoir faire permet de donner l'illusion du savoir, qui des trois devient le moins nécessaire.

Il y a manière de tourner la difficulté.

La possession d'une action nominative (et non plus!!), rapportant 6 p. 100 au capital de cent francs, donne droit à une rente croissante qui peut atteindre et dépasser deux mille francs au prorata du montant capitalisé des ordonnances du médecin! Les actionnaires, tous médecins, doivent chacun ne prescrire que les produits variés de la Société et ceux de sociétés affiliées; ce n'est pas le zèle qui peut leur manquer mais le client, et n'en eût-on qu'un, est-il nécessaire d'avoir l'air de ménager son sac tout en le vidant; c'est le savoir faire. Le rendement général de l'application de cette méthode *secrète* est-il ou non supérieur à celui de la méthode *moins déguisée*, d'un abandon partiel des honoraires au profit de l'accidenté? je ne saurais le dire, mais le cumul n'étant pas impossible la mine d'or est doublée (1). La différence entre

(1) On m'a cité un dispensaire où l'ouvrier blessé recevrait 5 francs la première fois qu'il s'y présente, puis 1 franc à chacune des fois suivantes.

ces deux modes d'exploitation est que dans l'un le client est victime d'un abus de confiance, dans l'autre le blessé devient le complice d'un acte non moins déloyal.

Il est juste de dire que chez le médecin loyal la crainte d'être exploité n'est que trop fondée. Pendant le cours entier de sa carrière, au nom de l'humanité, la philanthropie s'exerce en grand à ses dépens, trop souvent on voudrait tout obtenir de lui sans lui rien donner. J'ai dépeint sa situation sociale (Voir p. 165). Sans y revenir, j'ajouterai qu'il existe un prolétariat médical navrant, dont sont témoins les administrateurs d'associations confraternelles chargés des propositions de secours à accorder aux veuves des membres décédés sans avoir laissé de ressources suffisantes.

Cette grande misère fait abandonner la profession par les uns, ou oblige les autres à chercher les moyens d'augmenter leurs ressources sans la quitter. Les moyens d'augmentation sont de deux ordres : ceux pour lesquels on ne craint pas le grand jour; ceux qu'il faut cacher soigneusement.

Qui peut se plaindre qu'un médecin fonde un sanatorium, une maison de santé, prenne un brevet d'invention et l'exploite, mette son nom sur un produit, etc. ? C'est sa propre affaire ; il ne trompe personne.

Il n'en est évidemment pas de même quand il s'agit d'une pratique qui, dévoilée, mettrait la clientèle en fuite. On doit comprendre qu'il puisse être parmi les médecins plus d'un qui soit peu flatté d'être soupçonné de s'y livrer, ne fût-ce qu'en raison du préjudice moral qu'il en peut recevoir.

Comme j'ai, depuis dix ans, rompu avec la médecine opératoire, je suis devenu, sans l'avoir cherché, porte-conseils pour gens hésitant devant une opération à subir, ou à la recherche d'un médecin, quand le leur est décédé ou a cessé de plaire. Il en est que la crainte d'être exploités rend très instruits sur les manières de l'être ; ils ont la terreur des susdits prévoyants ! Je les envoie se renseigner auprès des pharmaciens qui sont souvent fixés par le libellé des ordonnances, je me garde de tout jugement téméraire. Je suis personnellement détaché de la question ; elle n'intéresse que mon sentiment, je la juge sans passion et sur mes seules impressions.

On a dit que ce nouveau mode d'utilisation de la thérapeutique, était un fait d'évolution. C'est un terme qui peut se mettre à toutes sauces, puisque tout évolue sans cesse, même le monde inorganique. Proudhon a dit que les deux termes extrêmes de l'évolution économique étaient l'anthropophagie et la fraternité. Il y a de la marge. Il me semble qu'à l'étape où nous sommes on ne craint pas d'écorcher son semblable, on le mange moins.

Pour les financiers, les Sociétés exploitantes, dans leur évolution, ne peuvent dépasser un certain rendement sans évoluer vers le krach; c'est au prévoyant de prévoir où peut s'arrêter sa prévoyance.

Qu'on le veuille ou non, il est un fait inéluctable, que j'ai déjà signalé précédemment. Si le diplôme donne à tous les médecins des droits professionnels égaux, il n'a pas la vertu de rendre égale la confiance qu'ils inspirent.

Inspirer et garder la confiance est et sera toujours le secret du succès pour les collectivités comme pour l'individu. Si l'on veut ne pas s'exposer à la perdre inopinément, il est indispensable de ne point s'écarter de sa compétence.

Pour éviter ce danger il faut se bien connaître, et surtout ne jamais avoir en soi une confiance exagérée, comme ce candidat qui, depuis 1873, n'est jamais sorti de ma mémoire, je le vois encore !

Il se représentait à l'examen d'anatomie (1er du doctorat), quinze jours après y avoir été refusé.

Pour justifier semblable illégalité, il me donna ce prétexte fallacieux : « Je serai nommé médecin du Mikado, si dans six mois, j'ai mon diplôme. »

Faisant mine de le croire, je lui demandai si depuis ces derniers quinze jours il avait fortement pioché son anatomie. « Impossible, s'écria-t-il, j'apprends le japonais. »

Membre de son premier jury, je l'étais du second. Il fut aussi nul cette fois que la précédente.

Nous l'ajournâmes avec mention expresse de se représenter la troisième fois devant le même jury, mais non avant six mois.

Le jury ne l'a plus revu, et, selon toute probabilité, ses relations avec le Mikado se sont évaporées en un songe.

La confiance en soi de cet extraordinaire aspirant au doctorat est, en propres termes, l'audace.

M. Emile Faguet verrait là le prototype de l'insouci de la compétence, insouci qu'il considère comme une maladie constitutionnelle sociale.

Les réformateurs de l'enseignement médical liraient avec profit son étude sur le Culte de l'Incompétence, dont je leur recommande le passage suivant (page 136) : « .... Remarquez-vous la racine commune des défauts publics et des défauts privés ? Cette racine commune c'est la méconnaissance, c'est l'oubli, c'est le mépris de la compétence. Si les élèves méprisent leurs maitres, les jeunes gens les vieillards, les femmes leurs maris, les métèques les citoyens, les condamnés leurs condamnateurs, les fils les pères, c'est que l'idée de compétence a disparu ; c'est que les élèves n'ont pas le sentiment de la supériorité scientifique de leurs professeurs ; les jeunes gens le sentiment de la supériorité expérimentale des vieillards ; les femmes le sentiment de la supériorité de leurs maris au point de vue de la vie pratique ; les métèques le sentiment de la supériorité des citoyens au point de vue de la tradition nationale ; les condamnés de la supériorité morale de leurs juges ; les fils le sentiment de la supériorité scientifique expérimentale, civique et morale de leur père.

« Et comment l'auraient-ils, ou l'auraient-ils bien profond, bien permanent et bien stable, puisque la cité elle-même est fondée sur l'insouci de la compétence, si tant est qu'elle ne le soit pas sur le respect de l'incompétence elle-même et sur le besoin continu et persistant et universel de la rechercher comme guide et comme reine?

« Et c'est ainsi que les mœurs publiques ont leur influence, et considérable, sur les mœurs privées, sur les mœurs proprement dites, et que dans la famille, dans le « monde », dans les relations quotidiennes entre les citoyens se glisse peu à peu ce relâchement que Platon appelle spirituellement « l'égalité entre les choses égales et aussi les choses qui ne le sont pas ».

Loin de moi la pensée de me mêler au débat sur la réforme de l'enseignement de la médecine; simple témoin de la lutte, je vois les moins compétents être les plus acharnés.

Pour eux, les lauréats des concours seraient simplement bourrés de connaissances « livresques » et, de ce fait, inférieurs aux modestes praticiens vivant au sein de leur clientèle.

Brouardel, au début de sa carrière, appelé à soigner un étudiant, remarque une absence complète de livres dans la chambre; il fallut descendre au bureau de l'hôtel prendre du papier pour rédiger l'ordonnance, puis y retourner chercher la plume et l'encre qui manquaient encore. Sans fatigue cérébrale, cet étudiant puisait ses connaissances au cours libre du Dr Fort, enseignant très bien d'ailleurs sans avoir l'attache officielle ; elles n'avaient donc pour lui rien de directement livresques. Qu'est-il devenu ? Je l'ignore et le regrette.

Ce néologisme « livresque », qui attend les honneurs du dictionnaire, répond à tout ; ceux qui l'emploient savent peut-être ce qu'ils veulent dire, mais beaucoup en l'employant ne savent pas ce qu'ils disent.

Il n'y a pas que les néologismes qui attendent une définition, il est des mots très anciens qui, faute de définition, n'ont pas la même signification pour celui qui parle et celui qui écoute.

J'en ai trouvé un dont l'emploi courant ferait croire qu'il n'a pas besoin d'être défini. C'est le mot « confiance ». Erreur ! Voici comment j'en ai acquis la conviction.

Une assemblée de médecins, sur le rapport longuement motivé de l'un de ses membres, émit à l'unanimité la proposition de demander aux pouvoirs publics d'assurer légalement « liberté de confiance » à tout salarié pour qui s'impose le recours au médecin.

Imbu de l'idée courante que la confiance ne se commande pas, la pensée d'en vouloir légaliser la liberté me mit en quête d'une définition. Les meilleurs lexiques m'ont répondu : avoir confiance c'est se fier, et en retour se fier c'est avoir confiance. Je cherchai plus de lumière dans mon vieux lexique latin, souvenir des versions d'antan, la lumière que j'y trouvai était diffuse. Les acceptions du mot *Confidentia* furent : confiance, assurance, audace, effronterie, impudence, et insolence. Ma curiosité était loin d'être satisfaite; entraîné par le besoin de la satisfaire, je reconnus que les Romains, habitués à personnifier les abstractions, n'avaient laissé aucune figuration de la confiance. Celles qui restent de la bonne foi sont toutes empruntées à des monnaies, c'est le meilleur endroit pour qu'on ne puisse la perdre de vue. Ce qui me surprit davantage fut de n'avoir pu découvrir trace d'une monographie, ni même d'un simple chapitre consacré à la confiance.

Non découragé, je contai mon embarras au professeur Bergson; ce maître éminent me fit le meilleur accueil et me dissuada de chercher plus longuement, rien n'ayant été écrit sur ce sujet plein d'intérêt, dont l'universalité exigerait la connaissance des us et coutumes de tous les milieux professionnels et sociaux pour lui donner l'ampleur qu'il comporte.

Le médecin n'est-il pas le plus apte à disserter sur le rôle considérable et les modalités changeantes de la confiance, exclusivement envisagée dans la pratique de son art. ? N'est-il pas sans cesse aux prises avec toutes les tares physiques et morales qu'il rencontre, à tous les degrés, dans tous les milieux humains, en restant toujours le témoin discret? Tout en causant, M. Bergson m'engageait à condenser sous ce point de vue spécial les choses vues et vécues au cours de ma longue carrière, ne fût-ce qu'à titre de simple contribution documentaire. La confiance qu'il me témoignait ainsi dépassait de beaucoup celle que j'avais en moi-même; mais elle me fit réfléchir.

Montaigne s'est contenté de dire : « La confiance que nous accordons à un autre nous gagne souvent la sienne. » Il n'en reste pas moins vrai que, souvent aussi, l'inspiration de celui qui, suivant les contingences, accorde sa confiance aux gens, et même aux bêtes et aux choses, n'est pas toujours une inspiration heureuse, elle peut être parfois calamiteuse.

Dans la pratique médicale la confiance en soi-même joue un rôle considérable. Elle est un don qu'il faut tempérer chez ceux qui ne doutent de rien et développer chez ceux qui ont peur de tout, sans oublier que si l'on acquiert de l'expérience à ses propres dépens, le médecin peut en acquérir une part aux dépens des patients.

On ne peut avoir légitimement confiance en soi que si l'on a la juste conscience de sa propre compétence et la ferme volonté de n'en point franchir les limites. L'inconscience de ce que l'on vaut et de ce que l'on veut est la mère des déboires réservés aussi bien à l'insouciant qu'au présomptueux.

On voit déjà combien il y a matière a dissertation sur ce point circonscrit, mais il faut songer aussi à la confiance réciproque entre confrères, dont le désaccord peut avoir, suivant l'occurrence, des conséquences favorables ou funestes ; puis la confiance du médecin envers des clients qui peuvent méconnaître ses services, quand, à l'heure de régler les honoraires, ils les contestent, puis desservent perfidement celui dont ils restent débiteurs.

Le dernier chapitre, celui des modalités de la confiance du public et des malades dans la médecine et les médecins exigerait un volume. La littérature, surtout satirique, en est encombrée, mais elles n'ont point fait l'objet d'une revue psychologique d'ensemble.

Aveugle, tenace, versatile ou volage, cette confiance est d'ordinaire le jouet d'insinuations suggestives, dont la réclame est le plus puissant facteur. Tous les moyens ne lui sont-ils pas bons ? Elle couvre murs et murailles d'illustrations impressionnantes, d'affiches convaincantes ; elle remplit livres et journaux d'annonces persuasives ; elle sait en ménager la surprise au lecteur qui s'y heurte en fin d'un article sur les événements du jour ; elle devient hallucinante ; le plus défiant ne résiste pas toujours, il trouve son chemin de Damas sous forme d'un remède *évidemment* approprié à son cas ; il sera peut-être propagandiste.

Le public, visé dans des couches de plus en plus profondes, a de moins en moins souci de la compétence ; on se traite soi-même, on veut traiter les siens et d'autres. Le malade reçoit les conseils garantis de ses visiteurs et voisins qui ont eu ou connaissent des personnes qui ont eu la même maladie (?). Le mieux pour lui est d'écouter sans discuter, et de remercier de leurs bons conseils ces zélateurs de l'incompétence, avec la ferme intention de ne pas les suivre.

La réclame médicale suit naturellement la mode; après l'anémie, la dilatation de l'estomac, puis la neurasthénie, aujourd'hui l'artériosclérose a le record; le meilleur dissolvant de l'acide urique est toujours celui dont on vient de recevoir l'annonce.

Que la maladie devienne grave, on retourne au médecin, dont l'État garantit la compétence, mais sans coefficient; c'est le moment de bien placer sa confiance, si l'on n'est pas déjà tranquillisé sur la science, la conscience, le dévouement et l'amitié d'un médecin familial, le meilleur juge pour le choix éventuel d'un consultant de compétence plus grande ou plus spéciale.

Mais la pratique de l'art s'enrichit chaque jour de procédés d'exploration perfectionnés; il en est dont l'emploi est la spécialité de médecins qui se contentent de remplir un rôle purement auxiliaire.

L'intervention de chimistes, histologistes, bactériologistes, radiologistes, etc., de compétence et de sincérité dûment garanties, s'impose souvent au médecin traitant à qui manquerait le temps de se livrer à ces recherches et de satisfaire, concurremment aux exigences de la clientèle, à supposer que sa compétence soit aussi étendue.

Le concours de tant de personnes, si diversement qualifiées, aux soins d'un même malade n'est praticable qu'à l'hôpital, école de perfectionnement, dans des maisons de santé appropriées, ou bien chez des personnes plus fortunées en résidence dans de grands centres urbains.

Bien des malades n'ont point de médecin attitré et en consultent à la fois plusieurs isolément, et à l'insu les uns des autres, soit par défiance, soit par économie (supposée), sans penser agir à leur propre détriment, ni peut-être simplement mal agir. Il en est qui trompent consciemment leur médecin, pour le plaisir ; ce sont des névropathes dont la place serait grande dans une monographie de la confiance envisagée dans l'exercice de la médecine.

Au seul énoncé des têtes de chapitre que je viens de faire entrevoir et au souvenir de ce que précédemment j'ai pu dire des chirurgiens à propos des accidents du travail, je sens combien serait téméraire de ma part l'entreprise d'un travail dont M. Bergson m'avait démontré l'utilité et le grand intérêt.

D'année en année les faits accumulés se gravent

plus profondément dans l'esprit par leur répétition ou leur étrangeté; au contact incessant des réalités, l'expérience croît et nous fait perdre, non sans regrets, une à une, nos plus chères illusions. A ce point de vue, le nombre des années ne me fait pas défaut, mais il est des travaux, de longue haleine, qu'il est sage de réserver à ceux qui n'ont pas, depuis si longtemps déjà, passé l'âge des longs espoirs et qui de bonne heure auraient pris soin d'enregistrer les faits notables de leur carrière autrement que dans leur mémoire, dont la fidélité laisse à désirer quand elle devient trop chargée; c'est le seul moyen de la rafraîchir.

En terminant, je veux encore une fois citer M. Émile Faguet; à la page 169 de son Culte de l'incompétence on lit : « Dans toutes les professions le vice radical est celui-ci : croire que l'habileté et l'adresse sont incomparablement supérieures à la connaissance, que le savoir-faire l'emporte infiniment sur le savoir. Ceux qui exercent la profession le croient, ceux qui font appel à cette profession ne sont pas effrayés de ce que ceux qui exercent la profession le croient.

« ... Le mépris des compétences détruit peu à peu les compétences, et les compétences, en se renongant, vont au-devant du mépris que l'on fait d'elles. On finira par n'être que trop d'accord. »

Je ne suis pas si pessimiste.

Ignorant à jamais la raison des choses nous ne saurions résister à la force des choses. Toujours témoins impuissants des alternances du calme et de la tempête, nous devons au moins nous créer de solides abris. Dans les bons et les mauvais jours celui des médecins serait, en suivant les conseils de Claude Bernard, de réunir leurs efforts au lieu de les diviser et de les neutraliser par des disputes personnelles. Mais l'instinct inné de la domination, joint à celui de ne point se laisser dominer, fera toujours de la paix universelle un simple rêve.

Il ne reste qu'à se modeler, si possible, sur l'homme juste et ferme d'Horace, que l'écroulement du ciel brisé peut frapper sans l'émouvoir. Cette grande image peut se traduire par : Avoir la conscience toujours tranquille, et, quoi qu'il arrive, être toujours prêt à faire son devoir, tout son devoir.

BIBLIOTHÈQUE NATIONALE R.F. IMPRIMÉS

TABLE DES MATIÈRES

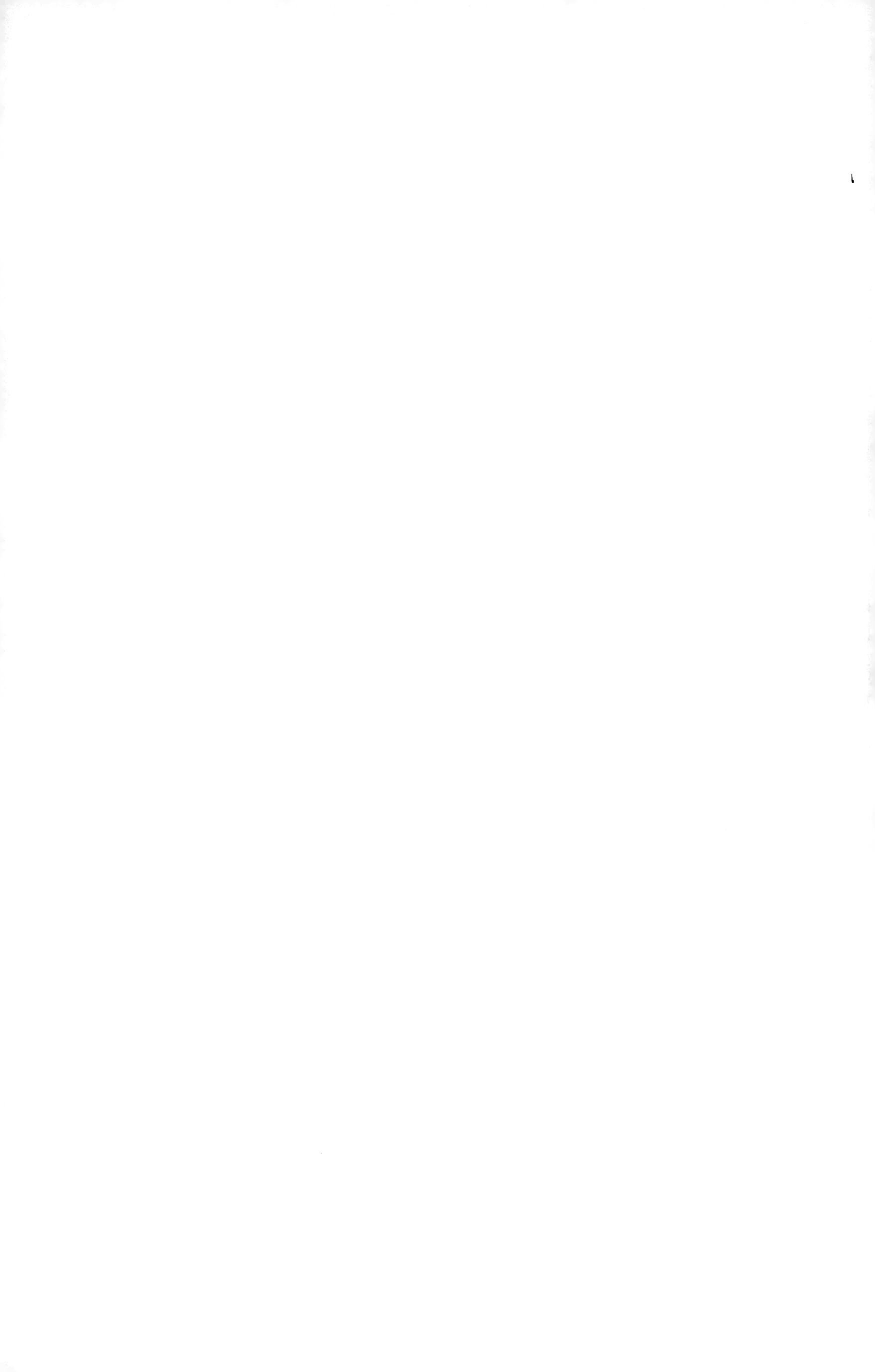

CORBEIL. — IMPRIMERIE CRÉTÉ

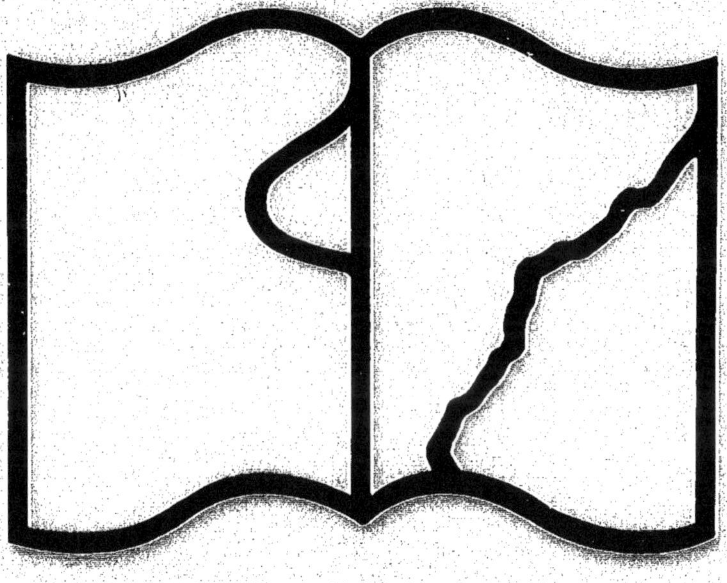

Texte détérioré — reliure défectueuse

NF Z 43-120-11

www.ingramcontent.com/pod-product-compliance
Ingram Content Group UK Ltd.
Pitfield, Milton Keynes, MK11 3LW, UK
UKHW020314230726
13925UKWH00002B/400